肿瘤患者
怎样吃

魏有刚◎主编

时代出版传媒股份有限公司
安徽科学技术出版社

图书在版编目(CIP)数据

肿瘤患者怎样吃 / 魏有刚主编. --合肥:安徽科学技术出版社,2022.9
ISBN 978-7-5337-7807-1

Ⅰ.①肿… Ⅱ.①魏… Ⅲ.①肿瘤-食物疗法 Ⅳ.①R247.1

中国版本图书馆 CIP 数据核字(2019)第 003008 号

肿瘤患者怎样吃   魏有刚　主编

出 版 人:丁凌云　　选题策划:杨　洋　　责任编辑:王丽君　杨　洋
责任校对:岑红宇　　责任印制:梁东兵　　装帧设计:武　迪
出版发行:安徽科学技术出版社　　　http://www.ahstp.net
　　　　　(合肥市政务文化新区翡翠路 1118 号出版传媒广场,邮编:230071)
　　　　　电话:(0551)63533330
印　　制:安徽新华印刷股份有限公司　　电话:(0551)65859178
(如发现印装质量问题,影响阅读,请与印刷厂商联系调换)

开本:710×1010　1/16　　　　印张:10.25　　　　字数:250 千
版次:2022 年 9 月第 1 版　　2022 年 9 月第 1 次印刷

ISBN 978-7-5337-7807-1　　　　　　　　　　　　定价:49.80 元

编委会

序 言

 安徽医科大学中西医结合肿瘤中心主任
中国抗癌协会肿瘤传统医学专业委员会主任委员

　　近年来各种肿瘤的发病率不断升高，患者在寻求治疗的同时，经常对吃什么、怎么吃都感到困惑。在临床工作中，我们遇到很多患者及家属前来咨询"得了肿瘤,怎么吃？"。

　　饮食调养是肿瘤患者身体康复调养的重要内容之一，我们不仅要重视药物治疗，还要注重饮食调治。

　　饮食对人体的功能和状态有重要的影响，一般认为大部分的肿瘤是由环境因素引起的，环境可影响食物和营养素的质与量，进而引起或抑制肿瘤的发生。相关调查研究显示，在美国，约60％的女性肿瘤患者和40％的男性肿瘤患者发病原因与日常饮食相关。在我国，与饮食直接有关的肿瘤有胃癌、食管癌、肝癌、肠癌、乳腺癌，以上各种肿瘤患者的死亡率约占全部恶性肿瘤患者的45％。目前，大肠癌和乳腺癌的发病率均显著升高，已经引起人们的广泛关注。

　　我们不提倡"草木皆兵"的做法，但想提醒大家：预防肿瘤，需要改变不良的饮食习惯。合理的膳食和良好的饮食习惯，可以使我们"未雨绸缪"。贪图一时之醉或暴饮暴食，久而久之会使致病因子由"量变"到"质变"，最终只会伤害我们的身体。

很多肿瘤患者就诊时,常常问医生:饮食上应"忌食"什么、哪些食物是"发物"、适宜进食哪些食物、饮食上需要注意什么,等等。本书将逐一回答这些问题。

本书为肿瘤科一线医生编写,主要针对临床患者最关心的问题进行解答,读者可以从感兴趣的部分读起。本书不仅适合肿瘤患者阅读,也适合他们的家人、朋友及医务工作者阅读。希望本书能为您答疑解惑,为您提供帮助!

目　录

第三章
常见放疗、化疗不良
反应的饮食调理

104

第一章　　　　总　论

　　原始人类在与自然界做斗争的过程中，逐渐发现了某些动植物不仅可以作为食物充饥，还具有特殊的药用价值。但在当时，人们还没有能力将食物与药物加以区分，于是这些食物与药物就成为药膳的雏形。公元前 5 世纪，周朝出现了专门掌管饮食营养与保健的"食医"。自此，食疗养生学开始得到发展。

　　饮食是人体摄取营养的主要途径，也是维持人体生命活动的必要条件，但如果摄食不当，则其可成为新的致病因素。有关研究资料显示，约有 1/3 的肿瘤发生与摄食不当相关。现代医学认为，影响肿瘤发病的饮食因素不仅包括食物本身存在的致癌物质（如亚硝胺类物质），还包括一些慢性机械性刺激、炎性刺激或消化功能紊乱所造成的诱癌条件。饮食不洁、饮食不节、饮食偏嗜均属于不良饮食习惯的范畴。例如，大量饮酒，特别是饮用烈性酒的人易患口腔癌、咽喉癌、食管癌；长期过量饮用咖啡的人易患胰腺癌；过食肥甘厚腻或高蛋白、高脂肪食物的人，或有暴饮暴食习惯的人，都是胰腺癌的高发人群；喜爱吃熏（腊）、烤肉及腌制品的人容易患消化系统肿瘤；喜食过烫或煎炸、质硬、性黏又难以消化食物的人，易发生消化系统的各种癌前病变。

　　近代营养学研究认为，适宜的饮食调养有助于肿瘤的治疗和康复。以肿瘤患者接受手术为例，术前进行合理的食疗可增强患者体质，术后配合相应的食疗可促进患者胃肠功能的恢复。以接受化疗的患者为例，在化疗前后配合相应的食疗可减轻患者消化道的不适反应，防止病情恶化。对一些晚期已经错失手术、化疗等时机的患者来说，恰当的饮食调理可延长其生存期。由此可见，食疗是肿瘤治疗的重要基础之一。

　　正如美国肿瘤学专家雷南博士所说："肿瘤的关键是预防，首先从食物开始，适宜的饮食有助于防止肿瘤的发生和促进病情的好转。"对于肿瘤患者而言，食物的摄取要适应治疗期间身体代谢的需要。只有这样，才能促进组织的修复，有助于临床症状的控制，提高患者的生活质量。正如张锡纯在《医学衷中参西录》中所言："食疗病人服之，不但疗病，并可充饥；不但充饥，更可适口；用之对症，病自渐愈，即不对症，亦无他患。"经过几千年的发展，中医食疗不仅积累了丰富的经验，而且形成了独特的理论体系，其对恶性肿瘤的预防和调治作用被国外医学界誉为"自然疗法"，广受推崇。

中医历来强调"药疗不如食疗"，那么食疗具有哪些优点呢？以下加以简单地介绍：

（1）长期使用药物治疗，人体会对药物产生依赖性，有时也会对人体健康造成其他影响，而食疗相对安全，又能为人体补充各种营养素。

（2）食疗中的食物为我们日常生活中常见的食物，取材方便、价格低廉，可使患者在日常用餐中达到调理身体的目的。

（3）食疗可使人们在享受美食的过程中，避免打针、吃药，甚至手术。

尽管食疗有以上不同于药物治疗的优点，但这并不等于说食疗能替代药物治疗。具体如何进行食疗应遵循临床医生的指导。

一、食物的性味

1. 食物的药性——四气

一般来说，食物有寒、热、温、凉四种不同的属性，即四性，也叫四气。性味温热的食物属阳，性味寒凉的食物属阴，没有明显寒热属性的食物性平。不同属性的食物有不同的药用功效。临床在应用时，应综合考虑食物的属性和患者的治疗需要，才能取得较好的治疗效果。

寒凉食物

性味寒凉的食物属阴，一般具有清热解毒、泻火平肝、通利二便等作用，如西瓜、苦瓜、萝卜、梨、紫菜等。阳热体质者及实热证患者（如肝火偏旺者）可多食用此类食物。实热证患者常见面红耳赤、口干口渴、喜冷饮、头晕头昏、小便量少而黄、大便秘结、舌红苔黄燥、脉数等症状。

温热食物

性味温热的食物属阳，一般具有温阳散寒、益气活血等作用，如姜、葱、韭菜、蒜、辣椒、羊肉、狗肉等，实寒证者可多食用此类食物。实寒证者常表现为面色苍白、喜温热饮、怕冷、四肢不温、小便量多色淡、大便溏稀或不成形、舌淡、脉沉迟等。

平性食物

平性食物通常具有健脾开胃补益的作用，一般人群均可食用。

2. 食物的药味——五味

五味即酸、苦、甘、辛、咸五种不同的味道，是中医用来解释、归纳药物或食物功效和进行食疗选方的重要依据。其实，五味之外还有淡味，它常归于甘味之中。五味的作用是根据药物或食物作用于人体产生不同反应和治疗效果来确定的。

（1）辛味食物多具有行气、解表、消风、通阳的作用，多用于外感表证或气血瘀滞证，如生姜、葱、辣椒、胡椒、香菜等。

（2）甘味食物多具有滋补、和中、缓急、止痛、润肠的作用，如梨、蜂蜜、饴糖、大枣、山药、甘蔗等。

（3）苦味食物多具有收敛固涩、消食生津的作用，如苦瓜、苦荞麦、菊花、蒲公英等。

（4）酸味食物多具有收敛固涩、止泻、开胃生津的作用，如山楂、乌梅、酸枣等。

（5）咸味食物多具有软坚散结、泄下的功效，如海蜇皮、海带、海藻、紫菜、海虾等。

（6）淡味食物具有健脾利湿、利尿消肿等功效，可减轻水肿、小便不利等症状，如薏苡仁、冬瓜、茯苓等。

3. 食物的"升降浮沉"

在正常情况下，人体的功能活动有升有降，有浮有沉。升与降、浮与沉出现失调或不平衡，就会导致人体发生病理变化。如脾气当升不升，则浊气下降，即表现为脱肛、子宫脱垂等气虚下陷的症状；胃气当降不降，可表现为呕吐、呃逆等气逆的症状。利用食物升降浮沉的特性，可以纠正人体的功能失调。一般而言，具有升浮趋向作用的食物味多辛、甘，性质温热。具有沉降趋向作用的食物味多苦、咸、酸，性质寒凉。

4.食物的归经

食物归经是指食物对人体某些脏腑及其经络具有明显的选择性作用，而对其他脏腑或经络作用较小或没有作用。如生姜、桂皮能够增进食欲，萝卜、西瓜能生津止渴，这四种食物归于胃经；柿子、蜂蜜能养阴润燥、止咳化痰，这两种食物归于肺经；枸杞、猪肝能改善夜盲症、眼目昏花的症状，这两种食物归于肝经。

二、不同体质人群的食疗原则

1.平和体质

它是一种以体态适中、面色红润、精力充沛、脏腑功能强健为主要特征的体质状态。大多数健康人均为平和体质，如想养成并维持平和体质，应做到以下几点。

（1）饮食有节：定时定量，少食多餐，切忌暴饮暴食。饮食既不过饥过饱，也不过冷过热，不挑食，注意营养的均衡搭配。

（2）顺应四时：春季阳气升发，应少食温燥发物；夏季炎热，应少食羊肉、狗肉等；秋季干燥，应少食辛热香燥之品；冬季寒冷，应少食苦寒伤胃的食物。

（3）饮食宜少油、少糖、少盐，忌辛辣：高脂饮食会引起肥胖、高血压、心脏病等；高糖饮食可增加患心脏病的风险，还会加重糖尿病患者的病情，故应少食高脂、高糖食物。高盐饮食是高血压病形成的诱因，饮食过咸会加重肾脏负担，导致人体水钠潴留，引起或加重水肿，从而加重心脏负荷，故亦应少食。

（4）注重搭配：不能只追求食物的种类丰富，还应注意食物的色、香、味及营养物质的搭配。同时，注意营造良好的进餐氛围。

2.阳虚体质

阳虚者的典型表现是喜暖怕冷，手脚发凉，或伴有大便稀薄不成形，小便色清量多，口淡不渴，喜饮热饮，舌体胖大有齿痕，舌苔薄白而滑，脉沉迟无力。

阳虚者饮食宜以温性食物为主，在兼顾营养均衡的同时，重视补充热量。少食生冷寒凉食物，如各种冷饮、螃蟹等，以防阳虚更甚。常见的温性食物有鲢鱼、猪肚、糯米、洋葱、大葱等。

3.阴虚体质

阴虚者的典型表现是手足心热，自觉心胸烦热，夜间汗出较多，颧红，口燥咽干。阴虚者常形体偏瘦，小便量少色黄，大便干燥，舌红苔少，脉细数等。

阴虚者以平和或滋阴的食物为主，合理食用富含优质蛋白质、维生素和膳食纤维的食物。忌食辛辣刺激、芳香燥烈之品，如辣椒、大葱、蒜、胡椒、芥末等，以防加重阴气的损伤。适宜食用性平或微凉的食物，如鸭肉、鹅肉、鸽肉、猪肉、鹌鹑、泥鳅、鲈鱼、乌鸡、玉米、马铃薯、花生、南瓜、胡萝卜、蘑菇、木耳、菠菜、荞麦等。

4.气虚体质

气虚者的典型表现是精神疲惫，易疲劳，全身乏力，气短，稍微活动一下就上气不接下气，讲话声音低微，头晕目眩，经常出汗，舌质淡嫩，脉虚等。

气虚者的饮食宜以益气健脾、平补五脏之品为主，选择性平、富含营养、易于消化的食物。适量食用优质蛋白质是关键，还应补充充足的维生素及矿物质，同时注意食物品种的多样化及粗细粮搭配，忌食油腻、香燥耗气之品。平时可以多食用鸽肉、鲢鱼、鸡肉、粳米、糯米、小麦、栗子、马铃薯、黄豆、扁豆、山药、豌豆等，还可选择枸杞、党参、黄芪、莲子等中药制成的药膳或水煎代茶饮等。气虚者免疫力差，往往合并有阳虚症状，天气寒冷时，可以适当多食用一些温性食物。注意：补气的食物可能会引起消化不良、饭后腹胀等症状，为缓解这类症状，可以少量食用陈皮、佛手、玫瑰花、刀豆等理气之品。

5.血虚体质

血虚者的典型表现是面色淡白或萎黄、无光泽，眼睑、口唇、指甲发白，经常头晕眼花，甚至心中悸动不安、失眠多梦，女性血虚者还可能会出现月经量少、色淡，月经延期甚至闭经，舌淡苔白，脉细无力等症状。

血虚者以健脾扶运、益气补血之品为主，平时多吃富含铁、叶酸或维生素 B_{12} 的食物。动物性食物中所含的铁较易被人体吸收，可以优先选择，如动物肝脏、蛋黄等。富含维生素 C 的食物如胡萝卜、猕猴桃、葡萄、苜蓿等，可以促进人体对铁的吸收。补血的食物可以搭配小米、山药、党参、黄芪等补气食物一起食用。

三、不同季节的饮食注意事项

《素问·四气调神大论》中指出："夫四时阴阳者，万物之根本也。所以圣人春夏养阳，秋冬养阴，以从其根，故与万物沉浮于生长之门。逆其根，则伐其本，坏其真矣。"意思是：四季阴阳的变化是万物生命的根本，因此，人应在春夏季节保养阳气以适应生长的需要，在秋冬季节保养阴气以适应收藏元气的需要，从而顺应生命发展的规律，在生、长、化、收、藏的生命过程中运动、发展。如果违背了这个规律，就会破坏人体真元之气。中医注重天人相应，因此在饮食营养和日常保健中也建议人们顺应自然规律。元代忽思慧在《饮膳正要》中说："春气温，宜食麦以凉之，不可一于温也。禁温饮食及热衣服。夏气热，宜食菽（绿豆）以寒之，不可一于热也。禁温饮食、饱食、湿地、濡衣服。秋气燥，宜食麻（芝麻）以润其燥，禁寒饮食、寒衣服。冬气寒，宜食黍，以热性治其寒。禁热饮食，温炙衣服。"

早春时节，乍暖还寒，此时应少食黄瓜、冬瓜、绿豆芽等寒凉食物，多吃葱、姜、蒜、韭菜等温热食物，以驱散阴寒，升发阳气。暮春时节，气温渐升，饮食应以清淡为主，在适当进食鱼、虾等优质蛋白质食物之外，可饮用绿豆汤、酸梅汤、绿茶等，但不宜进食羊肉、狗肉及辣椒、花椒等大辛大热之品，防止邪热化火，变生痈疮疖肿。在炎热夏日，宜食用绿豆粥、解暑益气汤、银花露等清热养阴之品以避暑热之气，忌食狗肉、羊肉、辣椒等辛温之品。长夏时节，湿气较重，天气由热转凉，宜食用虫草鸭子、茯苓包子等祛湿之品。秋季气候干燥，易伤肺金，故应食用参麦团鱼、二仁全鸭等平补食物，忌食辛辣、干燥之物。冬季天气寒冷，阳气深藏于内，因寒邪易伤肾阳，此时中老年人应进行适当滋补，宜食用狗肉、核桃仁等，但不宜过食生冷瓜果及性偏寒凉的食物。

此外，还有一些饮膳四季皆宜，如银耳羹、银耳鸽蛋、粳米粥等。

四、常见的抗肿瘤食物

很多食物具有抗肿瘤功效，目前已知的具有抗肿瘤功效的食物有500余种，其中常见的有100余种，包括水果类、蔬菜类、食用菌类等，见表1-1。

表1-1　常见的抗肿瘤食物

食物类别	具体食物
水果类	大枣、猕猴桃、杨梅、桑葚、葡萄、苹果等
蔬菜类	西蓝花、胡萝卜、山药、洋葱、大蒜、马铃薯、黄瓜、番茄、大豆、豆芽、苦瓜、冬瓜、茄子、花椰菜、包菜、牛蒡等
食用菌类	茯苓、白蘑菇、口蘑、松蘑、滑菇、银耳、火菇、金针菇、香菇、平菇、猴头菇、木耳等
其他	麦麸、麦糠、绿茶、燕窝、鱼翅、酸牛奶等

摘自：白文钊. 抗癌食品与防癌机理综述 [J]. 安康师专学报，2002，14（3）：69.

　　研究发现，以上抗肿瘤食物的功效各不相同，如麦麸对直肠癌、结肠癌有一定的抑制作用，海带对消化系统和淋巴系统肿瘤有一定的抑制作用，豆芽对骨肿瘤、恶性葡萄胎绒毛膜上皮癌、乳腺癌有一定的抑制作用。

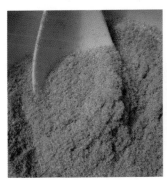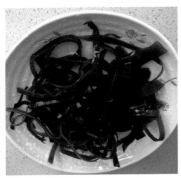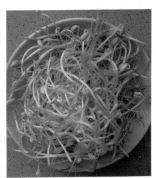

　　何永进、章继华对54种抗癌食品癌症发生的抑制率的研究发现，各种抗癌食物之间的抗癌功效差异较大，抗癌抑制率最高的可达98%，最低的只有百分之几，见表1-2。

表1-2 54种抗癌食品对癌症发生的抑制率

名称	抑制率	名称	抑制率	名称	抑制率
熟红薯	98.7%	金针菇	81%	酸牛奶	38.9%
猕猴桃	98%	火菇	81.1%	苤蓝	34.7%
茯苓	96%	香菇	80%	荠菜	32.9%
鱼翅	95%	平菇	75.3%	芥菜	32.9%
海带提取物	94.8%	茄子皮	74%	玉草	30%
生红薯	94.4%	带鱼鳞	70%	雪里蕻	29.8%
卷心菜	91.4%	猴头菇	69.3%	洋葱汁	29%
白蘑提取物	91.3%	山楂种子	50%~70%	菱角	28.8%
口蘑	91%	大豆油	57%	番茄	23%
余甘子	90%	甜椒	55.5%	牛蒡汁	19%
大枣	90%	松针	48%	茄子汁	18%
松蘑提取物	90%	胡萝卜	46.5%	大葱	16.3%
枸杞提取物	90%	文蛤	40%~50%	洋白菜	16%
滑菇	86%	木耳	42%	大蒜	15.9%
银耳	84%	松蘑	42%	黄瓜	14.3%
欧芹	83%	豆腐乳	41.1%	洋蘑	12.7%
桂油	82%	鹅血	40%	大白葱	7.4%

摘自:何永进,章继华.防癌抗癌食品癌症发生抑制率排行状况[J].中国食用菌,2001(6):13.

抗肿瘤原理:抗肿瘤食物中含有的一些特殊物质对肿瘤细胞能产生不同程度的抑制作用。主要抑制机制是增强人体的免疫力,或促进人体代谢,或分解致癌物质,或阻止肿瘤细胞扩散,或吞噬、杀死癌变细胞。

如萝卜中含有大量维生素C及酶类,能够分解致癌物质亚硝胺,使其失去致癌作用。胡萝卜素在人体内能转化成维生素A，维持人体上皮组织的结构和功能，防止细胞癌变，对皮肤癌、肺癌、膀胱癌、乳腺癌、食管癌、肠癌等均具有明显的抑制作用。莼菜中含有一种酸性杂多糖，既能增强免疫器官（脾）的功能，又能促进人体巨噬细胞吞噬异物，从而达到防治肿瘤的作用。

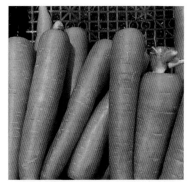

大蒜中含有大量的锗，能诱导人体干扰素的生成，激活自然杀伤细胞与巨噬细胞，从而杀死和吞噬肿瘤细胞，起到防治肿瘤的效果。

黑木耳中含有一种多糖物质，具有较强的抗肿瘤活性。越来越多的研究表明，黑木耳具有显著的抗肿瘤作用，可抑制肺癌、黑色素瘤、肝癌和白血病等多种肿瘤细胞的生长，其主要通过诱导肿瘤细胞凋亡、防止正常细胞癌变、调节人体免疫功能、影响肿瘤细胞代谢周期等发挥抗肿瘤作用。

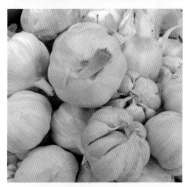

银耳中含有多糖类物质，能促进人体淋巴细胞的转化，提高人体免疫力，抑制肿瘤细胞的扩散。银耳多糖是银耳的主要有效成分，银耳多糖和银耳孢子多糖能通过增强单核－巨噬细胞系统的功能、增强体液免疫功能和细胞免疫功能、增加免疫器官的重量等全面提升人体免疫力。大量研究表明，银耳的抗肿瘤作用与其免疫增强作用密切相关，且能对肿瘤细胞产生直接毒性作用，既能"扶正"又能"祛邪"。银耳孢子多糖具有明显的抗肿瘤作用，且与化疗药物合用有增效减毒的功效。现代药理学研究证实，银耳多糖具有抗衰老和升高白细胞、抗溃疡、抗血栓、降血糖、抗炎等广泛的生物活性。

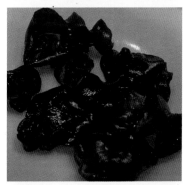

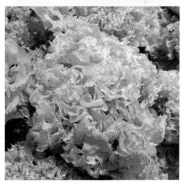

金针菇中含有的朴菇素能有效地抑制肿瘤细胞的生长。另外，大量文献报道，金针菇中含有的金针菇多糖、黏多糖等成分，可以提高人体免疫力，有助于预防和治疗肝癌、卵巢癌、乳腺癌等。金针菇多糖能提高化疗效果，减轻化疗导致的不良反应，如白细胞减少、免疫器官萎缩、腹腔巨噬细胞吞噬能力降低等；其还可通过诱导肝药代谢酶的活性，使肝脏清除自由基的能力增强，从而起到保肝的作用。

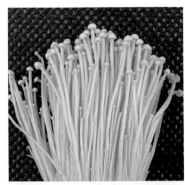

山药中含有锌、锰、钴、铬等，能促进干扰素的生成，增加 T 细胞数量。现代药理学研究显示，山药具有增强免疫功能、调节胃肠功能、降血糖、降血脂、延缓衰老、保肝、抗肿瘤、抗突变、促进肾脏再生与修复、调节酸碱平衡等作用。近些年，山药抗肿瘤活性的作用越来越得到大家的认可。有研究证实，山药可防止正常细胞癌变，调节人体免疫力，抗肿瘤血管生成等。

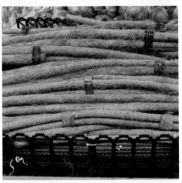

香菇中含有的葡萄糖苷酶，具有杀死肿瘤细胞的作用。香菇多糖能刺激人体免疫系统，使人体免疫功能得到恢复和提高，从而起到防治肿瘤的作用。香菇中还含有 1,3-β-葡萄糖苷酶，可阻止肿瘤细胞扩散。研究人员还发现，虽然健康人食用香菇未见免疫功能有明显提高，但肿瘤患者在免疫功能受抑制时食用香菇，能使其免疫功

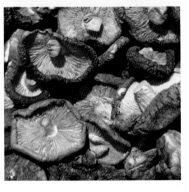

能得到增强。临床上通常将香菇多糖免疫调节剂作为一种辅助的治疗药物，与手术、化疗、放疗等常规疗法联合应用，先用常规疗法清扫大量的肿瘤细胞，再联合应用香菇多糖清除残存的肿瘤细胞，可提高肿瘤综合治疗的效果。

一般具有抗肿瘤作用的蔬菜和水果都含有丰富的维生素和微量元素，能调节人体代谢，增强人体免疫力，从而抑制肿瘤细胞的生长。

五、"发物"及"忌口"问题

很久以来，民间一直有"发物"和"忌口"的说法。"发物"和"忌口"的说法最早见于中医饮食的内容中，但是各派中医对其并没有列出统一的清单，且我国不同地区、不同民族对"发物"的认识也有很大的差异。我们在汇总各地的"发物"名单后，发现几乎所有的食品都曾被列为"发物"。如果严格遵循此原则，那么肿瘤患者可以吃的食物就少得可怜了。事实上，只有恰当的食疗才能提高肿瘤患者的免疫力。

曾经有人认为，丰富的营养会为肿瘤细胞的生长提供更多的养分，不利于疾病的治疗，故主张对肿瘤患者采用"饥饿疗法"，试图将肿瘤细胞"饿死"。其实，这种认识是没有科学根据的。事实上，在肿瘤治疗前后，患者多有不同程度的进食困难症状，加之手术、放疗、化疗等对人体的伤害，肿瘤患者在治疗过程中常出现不同程度的正气不足和营养缺乏等症状，特别是缺少蛋白质及各种维生素，这对患者的康复是极为不利的，往往会导致患者免疫功能低下，进而影响后续抗肿瘤治疗措施的实施。

健康人需要营养，肿瘤患者更需要营养。肿瘤患者对蛋白质和食物热量的需求较正常人高 25%~50%。充足的营养可增强患者免疫力，降低发生感染性疾病的概率，延长其生存期。因此，对肿瘤患者而言，饮食结构要合理，平时应主动补充蛋白质、糖、脂肪和维生素，酌情多吃一些鱼、瘦肉、鸡蛋等。

中医所说的"忌口"，是指患者在治病时，为了避免由于饮食不当给身体或疾病康复带来的不利影响，在饮食方面少食或不食某些食物。

然而，忌口之说源于师承，是历代中医医家在临床中不断积累起来的，各地各人经验不一，特别是对"助邪发病"食物的认识上各不相同。那么，哪些食物最好不吃呢？

肿瘤患者应根据辨证选择食物，因证"忌口"。如阴虚内热证患者可食用甲鱼，而脾胃阳虚者则不宜食用；脾胃消化功能弱的患者应少食易生痰湿的食物。此外，肿瘤患者还应注意：不吃霉变的食物，不饮酒，不过量食用熏制和烧烤类食物。

对肿瘤患者来说，具体在日常饮食中应当忌口的食物有如下几类。

1. 传统观点认为的能"助邪发病"的食物

中医有"发物"一说，所谓发物是指患者食后能引起人体发生某种生理或病理变化，或者加速病情发展的食物。

中医所说的发物细分有三类：一是能发奶的食物，如鲫鱼、猪蹄；二是食后可能引起风疹等疾病的食物，即现代医学所说的可能引起过敏反应的异体蛋白，如鱼、虾等海鲜，确切地说，这一部分发物仅针对过敏体质患者而言；三是能"助邪发病"的食物，如公鸡、老鹅、猪头肉等。

对肿瘤患者而言，需要忌口的食物，实际上主要是第三类，即具有"助邪发病"作用的食物。忌口因人而异，不做常规要求，如葱、姜、大蒜类，性质虽偏热，但作为调料，其用量较少，若非阴虚津伤之重者，一般无须被列为禁忌食物。

2. 与患者疾病性质不适宜的食物

阳盛阴虚有热象表现的患者忌食热性食物，阴盛阳虚有寒象表现的患者忌食寒性食物。

《本草纲目》云："羊肉，苦、甘、大热……狗肉，咸、酸、温"，故热性体质患者应忌食此类食物。例如鼻咽癌初诊表现为热性体质的患者或癌性发热的患者应忌食羊肉、狗肉、鹿肉、辣椒等热性食物。

证属寒性体质的患者，表现为畏寒、肢冷、口淡不渴、小便清长、大便溏泄、舌淡胖、苔白滑、脉沉迟者，应忌食寒性食物。例如化疗后出现脾肾阳虚的患者应忌食西瓜、梨、柿子、螃蟹等寒凉之品。

证属气血亏虚的患者，表现为乏力、面色苍白、舌质淡、脉细无力。这种症状常出现在肿瘤患者化疗后白细胞、红细胞计数都偏低的时候。此时，除了忌食动血之物（如辣椒、胡椒）外，还应忌食寒凉食物（如西瓜、冬瓜等）。

证属湿热壅盛的患者，表现为胸闷、痰黄稠、苔黄厚腻、脉滑数等。例如肺癌表现为痰热郁肺者，应忌食饴糖、糯米、胡椒、羊肉、狗肉等食物；若选择螃蟹、鹅、鲤鱼等食物，恐有助湿之弊，故应忌食。

此外，脾胃阳虚类患者应忌食黏、冷、滑、腻之品，如银耳、年糕等；若患者脾胃阴虚，应少食煎炒干果、生葱、辣椒、胡椒等。

常见的热性食物有鹿肉、羊肉、辣椒、榴莲等，温性食物有韭菜、大葱、洋葱等，寒凉性食物有螃蟹、蛇肉、梨、冷饮等。

3.与患者疾病症状不相适宜的食物

血糖水平高的患者忌食甜食，血脂水平高的患者忌食脂肪含量高的食物，尿酸水平高的患者忌食高嘌呤类食物等。

食管癌、胃癌手术后伴胃酸反流的患者禁食刺激胃酸分泌过多的食物。但这种情况常因人而异，有的患者吃面食易反酸，有的患者吃稀饭易反酸，有的患者吃豆腐乳易反酸，应根据具体情况分别对待。

胃癌患者忌食熏制类食品、刺激性调料等；食管癌患者忌饮过热的饮料和酒；肝癌患者忌食硬、油炸、刺激性食物和酒；乳腺癌患者忌食刺激性食物、油腻不易消化的食物，忌饮酒；肠癌患者忌饮酒，忌食加工类肉食、油腻不易消化的食物；肺癌患者忌烟酒，忌食刺激性食物；前列腺癌患者忌食含雄性激素的食物，如海马、鹿茸及韭菜、韭菜花；胆囊癌患者忌食高脂、油炸类食物，忌饮酒，还应避免暴饮暴食。

4.其他

此外，根据肿瘤患者的治疗方法不同、使用药物不同等，还有一些饮食禁忌。例如在服用健脾和胃、温中补气药时，患者应忌食生冷、滑肠之品；在服用补药人参时，患者应忌食萝卜、莱菔子等。

中医治疗疾病一般会根据患者的具体情况加以辨证论治。严格地说，这种忌口是为了配合患者某个阶段的疾病治疗需要，当病情不属于这个阶段时，可能就不需要忌口了，因此从这个意义上来说，忌口是有阶段性的，也是个性化的。

六、肿瘤患者应掌握的五大营养原则

饮食与养生、疾病的康复密切相关，特别是对慢性病及肿瘤患者而言，科学地安排好适合自己病情的饮食是一门重要的学问。总的来说，肿瘤患者应掌握以下五个营养原则：

1.膳食平衡

膳食平衡是维持和增强人体免疫力的基础。食物为人体提供营养，故应对存在营养不良的患者进行个体化的营养指导。

2.食物多样化、搭配合理化

保证患者摄取均衡、全面的营养，每日食物种类可参照《中国居民膳食指南》进行搭配。

3.少食多餐，选择清淡、易消化的食物

对放疗、化疗及手术后的患者而言，因其消化功能减弱，故可通过增加进餐次数来达到减轻消化道负担的目的。

4.不宜过多忌口

应根据患者的病情决定其忌口的具体情况，临床不提倡患者过多忌口。

5.多食具有抗肿瘤功效的食物

多食蔬果类（如芦笋、胡萝卜、菠菜、番茄、猕猴桃等）、豆类及其制品、菌类、坚果类、藻类食物，以及牛奶、鸡蛋等。

总之，饮食宜忌应因人因病而异，不能人云亦云，切勿盲目施行。我们建议患者按照忌口的一般原则进行饮食调养。过分强调忌口和补益，都是不可取的。

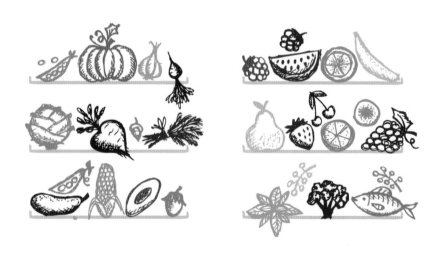

一、鼻咽癌的饮食调理

中医对鼻咽癌的认识

人体外感六淫邪气，或情志不遂，或饮食失调，使人体气血运行失常、脏腑功能失调而致痰气凝结、气郁血逆、郁火相凝，进而发为本病。其病位在鼻咽，以鼻塞、鼻衄、耳鸣、耳聋、头痛等为临床表现。有 70%~80% 的患者颈部较早出现质硬而固定的淋巴结转移灶，晚期可影响至肺、脾、胃、肝、肾等。

西医对鼻咽癌的认识

鼻咽癌是指发生于鼻咽腔顶部或侧壁的恶性肿瘤，是我国高发的恶性肿瘤之一，其发病率居耳鼻咽喉恶性肿瘤之首。常见的临床症状为鼻塞、涕中带血、耳闷堵感、听力下降、复视及头痛等。放射治疗是鼻咽癌的首选治疗方法，但是对较高分化癌、晚期及放疗后复发的病例，手术切除和化学药物治疗为不可缺少的手段。鼻咽癌的致病原因有遗传因素、环境因素和 EB 病毒感染三类。

鼻咽癌的饮食原则

1. 治疗前

禁烟酒，忌辛辣、油炸、烧烤类食物。辛辣香燥类食物易助热伤津，不适宜肿瘤患者食用。

禁食腌制类食物，特别是广式腌制鱼。

免疫功能低下者可适当食用灵芝、黑木耳、银耳、香菇、蘑菇、海带、紫菜、瘦肉、鱼类、新鲜瓜果及豆类食物等。

2. 放疗前后

治疗时，避免使用有刺激性的漱口液，可用棉棒或冲洗器洁齿。不戴假牙，避免出现任何压迫、刺激口腔黏膜的情况。病情严重者可选用鼻饲、插胃管等方法来减少患者的吞咽动作。

口腔放射治疗前，应摘掉假牙、金牙，防止患者发生口腔黏膜反应。

口腔放射治疗后，由于唾液分泌的减少及化学成分的改变，可增加龋齿的发生率，因此建议患者多使用含氟牙膏清洁牙齿。

放疗期间，宜进食软食，忌食坚硬、粗糙、过烫的食物，以免损伤被放疗射线灼伤的口腔、咽部黏膜。少吃糖，经常用淡盐水或漱口液漱口。自备茶水或饮料以温润口咽，口干即饮。此外，可在医生的指导下服用相关中药制剂，如金银花20g、连翘20g、麦冬15g、天冬15g、山豆根15g、桔梗15g、生地15g、生甘草10g、玄参20g，水煎服，每日1剂，或乌梅10g、甘草5g，煎汤代茶饮。

放疗可引起放射性口腔炎，症状表现为口干、咽痛、吞咽困难、食欲减退，甚至形成口腔溃疡，这种症状往往会延续1年。因此，放疗后患者除了需注意口腔卫生外，一定要多饮水，可用柠檬茶润口，或用西洋参5g切片，泡水代茶饮用，或用1%的甘草水漱口，或用麦冬、金银花泡茶饮用，也可服用果汁、葡萄糖液、乌梅汤、绿豆汤等以生津润燥，或食用枸杞、石斛、麦冬、菊花、芦根、甜杏仁、大枣、荸荠、白萝卜、梨、山楂、柑橘等以缓解口腔不适症状。

放疗后，患者宜选择半流质饮食或软食，以营养丰富、清淡、易消化的食物较理想，如粥、面条、豆浆、梨汁、胡萝卜汁、莲藕汁、冬瓜、西瓜、香菇、银耳、甲鱼、生蚝、猪瘦肉、鸭肉、蛋类等。少食性质燥热的食物，如狗肉、羊肉、兔肉、荔枝等。禁烟限酒。烹调上，注意色、香、味的搭配，通过视觉和嗅觉刺激来增加患者的食欲。饭菜不可过烫，肉类可剁细、剁碎一点。无法吞咽蔬菜、水果者，可将蔬菜或水果榨汁后饮用。

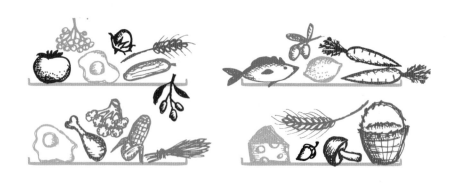

推荐药膳

1

无花果炖肉

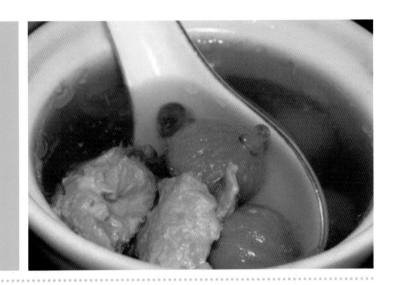

原料：
鲜无花果 120g，猪瘦肉 120g，盐适量。

功效：
健脾和胃，消肿解毒。

制法：
将鲜无花果、猪瘦肉分别洗净、切块，一同放入锅中，加适量水和盐，煮至肉烂，饮汤食肉。

营养功效：

此药膳可用来改善鼻咽癌患者放疗后出现的口干咽痛等症状。

无花果，味甘，性凉，归肺、胃、大肠经，具有清热生津、健脾开胃、解毒消肿等功效。现代药理学研究证实，无花果具有诱导肿瘤细胞凋亡、防止正常细胞癌变、调节人体免疫力、抑制肿瘤基因表达等作用。国内外研究证实，无花果在抗病毒和抗基因突变、畸变等方面有良好的功效，可以在一定程度上拮抗化疗药物及放疗导致的毒副作用。

猪瘦肉，味甘，性平，有润肠胃、生津液、补肾气、解热毒等功效，主治热病伤津、消渴羸瘦、肾虚体弱、产后血虚、燥咳、便秘等。

2

山药莲子薏苡仁汤

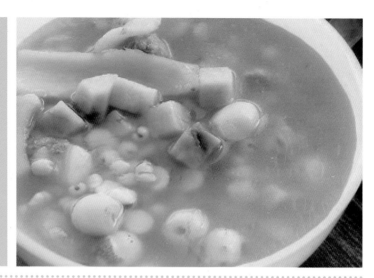

原料：

山药 30g，莲子 30g，薏苡仁 30g。

功效：

补脾养肺，固肾益精，清心安神。

制法：

以上食材加适量水，小火炖熟，加白糖少许。每日 1 次，量不限。

营养功效：

此药膳适于各期鼻咽癌之证属脾气亏虚者食用。

山药，味甘，性平，归肺、脾、肾经。山药含多种酶，如淀粉酶和多酚氧化酶，可促进人体对食物的吸收，具有平补脾胃的功效。

薏苡仁，性凉，味甘、淡，归脾、胃、肺、大肠经。现代药理学研究证实，其含有的硒元素能有效抑制肿瘤细胞增殖，可用于胃癌、宫颈癌的辅助治疗。

莲子，味甘、涩，性平，归心、脾、肾经，具补脾止泻、益肾涩精、养心安神之效，尤擅补五脏不足，通利十二经脉气血，使气血畅而不腐。其所含的氧化黄心树宁碱有抑制肿瘤细胞增殖的作用。

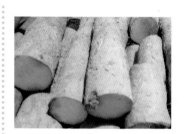

3

柴胡甲鱼汤

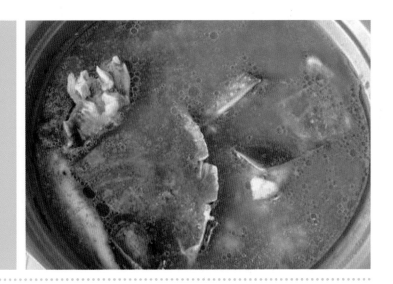

原料：

柴胡 9 g，桃仁 9 g，白术 15 g，白花蛇舌草 30 g，甲鱼 1 只，盐适量。

功效：

解表退热，疏肝解郁，升阳扶正。

制法：

将上述材料洗净，再将柴胡、桃仁、白术、白花蛇舌草煎汤，去渣，加入处理干净的甲鱼，炖熟，最后加盐调味，食肉饮汤。2~3 日服用 1 次，可常服。

营养功效：

此汤可作为鼻咽癌放疗期间伴发热、胸闷不舒等症状患者的辅助饮食。

甲鱼肉中的蛋白质易被人体吸收，可增强人体免疫力。

柴胡，味苦，性平，归肝、胆经，主治感冒发热、寒热往来、胸胁胀痛等。现代药理学研究证实，柴胡多糖具有增强人体免疫力的作用。

桃仁，味苦、甘，性平，归心、肝、大肠经，具有活血祛瘀、润肠通便、止咳平喘等功效。现代药理学研究证实，苦杏仁苷能使白细胞接近肿瘤细胞并将其吞噬。

白术，味苦、甘，性温，归脾、胃经。现代药理学研究证实，其具有调节胃肠运动功能、增强人体免疫力、抗肿瘤等作用。

白花蛇舌草，味微苦、甘，性寒，归胃、大肠、小肠经。现代药理学研究发现，其能增强人体免疫力，抑制肿瘤细胞增殖。

4

贝母瘦肉汤

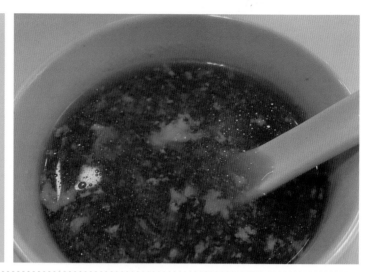

原料：

川贝母 9g，紫草 30g，猪瘦肉 60g，盐适量。

功效：

生津止血。

制法：

将川贝母打粉，紫草煎汤，去渣，再加入猪瘦肉，炖熟，加入适量盐调味。每 2 日 1 剂，连服 20~30 日。

营养功效：

此药膳适于鼻咽癌之经常涕血、咽干者食用。胃肠虚寒便溏者禁服。

川贝母，味苦、甘，性微寒，归肺经，具有清热润肺、化痰止咳、散结开郁之功效，可治疗痰热互结所致的胸闷心烦及瘰疬痰核等。

紫草，味甘、咸，性寒，归心、肝经，具有凉血活血、解毒透疹等功效。用于治疗斑疹紫黑、麻疹不透、湿疹、烫伤、血痢、疮疡、丹毒、热结便秘等。

猪瘦肉，味甘，性平，有润肠胃、生津液、补肾气、解热毒等功效，主治热病伤津、消渴羸瘦、肾虚体弱、产后血虚、燥咳、便秘等。

5

猪鼻寄生汤

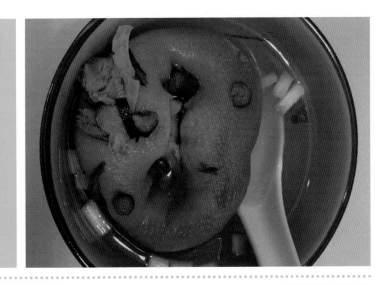

原料：

猪鼻 1 个，桑寄生 30 g（以鲜品为佳），葱白、盐各适量。

功效：

扶正补虚，解毒通窍。

制法：

以上原料同煮至肉烂汤浓，加适量葱白、盐，饮汤食肉。隔日 1 次，连服 10 次为 1 个疗程。

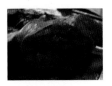

营养功效：

此药膳适于鼻咽癌伴鼻塞、颈部淋巴结肿块之患者食用。

猪鼻，味甘、咸，性微寒，无毒。《千金食治》云："上唇治冻疮痛痒……鼻治目中风翳，烧灰水服方寸匕，日二服。"

桑寄生，味苦，性平，归肝、肾经，可补肝肾，除风湿，强筋骨，养血安胎。现代药理学研究证实，其可作为促进细胞分裂的免疫刺激剂来控制和调节免疫系统功能。

二、肺癌的饮食调理

中医对肺癌的认识

肺癌多因正气内虚、脏腑失调，或外邪袭肺、寒热太过，导致肺气郁结，积聚成痰。《黄帝内经》记载有"昔瘤""石瘕""癥瘕""癖结"等多种与现代肺癌临床治疗相似的病种，并从外邪侵害、水土不服、起居无常、饮食不当、情志失调等方面，对发病原因进行了探讨。《难经》称："肺之积，名曰息贲，在右胁下，覆大如杯，久不已，令人洒淅寒热，喘咳，发肺壅。"宋代一些方书载有治疗"息贲、咳嗽、喘促咳痛、腹胁胀满、咳嗽见血、呕吐痰涎、面黄体瘦"等肺癌常见症状的方药。

西医对肺癌的认识

肺癌是发病率和死亡率增长较快的恶性肿瘤之一。大量资料表明，长期大量吸烟与肺癌的发生有非常密切的关系。长期大量吸烟者患肺癌的概率是不吸烟者的 10~20 倍，且开始吸烟的年龄越小，患肺癌的概率越高。此外，吸烟不仅直接影响吸烟者本人的身体健康，还会导致周围被动吸烟者肺癌患病率的明显升高。城市居民肺癌的发病率比农村高，这可能与城市大气污染和烟尘中含有致癌物质有关。因此，防治肺癌既要做到不吸烟，又要做好城市环境卫生工作。

肺癌的饮食原则

1. 经常食用含 β - 胡萝卜素和维生素 A 的食物

研究发现，血清中 β - 胡萝卜素水平低的人，肺癌发生的概率较高。流行病学调查资料表明，经常食用含 β - 胡萝卜素的绿色、黄色、橘黄色蔬菜和水果及含维生素 A 的食物，可降低肺癌的发生率。这一方法对吸烟人群有特别明显的保护作用。

2. 肺癌早期，多补充蛋白质

肺癌早期表现有咳嗽、气急、痰中带血等症状。这一时期患者的消化系统功能较健全，无须忌口，故应给予人体补充全面的营养，以增强免疫力。平时注意补充肉鱼蛋奶豆、米面粗杂粮和新鲜蔬菜、水果。每日食用谷物类200~500g、奶类250g、肉鱼蛋类125~250g、豆类及其制品50g、新鲜蔬菜400~500g、水果100~200g。注意：手术前一天，应以清淡饮食为主，患者不要吃得太多，这是因为吃得过多会使食物堆积在胃肠内，不利于患者术后胃肠功能的恢复。

3.手术后，多进流食

术后饮食不必过多限制，以免造成营养不良而影响患者身体恢复。术后1周内为手术创伤调养期，此时饮食调养尤为重要。拔除气管插管后6小时左右，可开始饮少量温开水（一两口）。若患者无恶心、呕吐、呛咳等情况，可间隔3小时，进少量流质饮食（50ml左右），以后每次逐渐增加，直到300~500ml，每日5~6次。术后第3天，可进半流质饮食，每次500ml左右，每日5~6次。一般5日后就可恢复正常饮食。这一阶段，应多食用一些清淡、富含营养、易消化的食物，如虾、鱼等，以利于创口愈合和体力恢复。同时适量摄入植物蛋白质（如豆制品），以及新鲜水果（可补充各种维生素）。注意：患者要适当下床走动，以促进胃肠蠕动，保持消化功能正常。不要吃太多易产气的食物，如牛奶、鸡蛋等，否则容易引起腹胀。天气炎热时，还应注意补充盐和水分，以防电解质紊乱与脱水。

4.放疗、化疗期间，患者要多进食

放疗、化疗后，肺癌患者经常会出现口干舌燥、食欲不佳、恶心呕吐等反应，从而造成患者情绪紧张和忧虑等。因此，患者首先要消除不良的心理因素，保持情绪稳定，家人要为其创造良好的进餐环境，尽量将脓痰、血迹清理干净，还应鼓励患者多吃一点，以清热降火、甘凉生津的食物为主，如西瓜、绿豆、银耳、萝卜等，千万不要进食辛辣、香燥或煎炸食物，如葱、蒜、辣椒、韭菜或炸串等。不吃高热量、高蛋白质及油腻的食物，应多吃富含维生素、易消化的食物，如新鲜蔬菜或水果、米面、酸奶等，还可进食少量鸡汤。同时，应注意避风寒，保持精神愉快。

5.肺癌晚期，菜谱应多样化

肺癌晚期，患者会出现发热、消瘦、乏力等症状，这一时期患者多会变得焦虑、

抑郁，出现不同程度的食欲不振，因此首先要安抚好患者的情绪，帮助其树立战胜疾病的信心。此时的饮食搭配要多样化、不能偏食，避免总是进食同一种食物。在烹饪菜肴时，可根据患者的口味，在食物的色、香、味上多下功夫。进食时，如患者有恶心感，可在餐前喝点生姜汁。忌过饥过饱，忌食肥腻厚味之品。此外，还可选用一些补益之品适当调理身体，举例如下：①杏仁 10g、鲜藕 30g，用冰糖熘熟，顿服，每日睡前 1 次；②白梨 50g、冬虫夏草 5g，水煎服，每日 1 次；③枇杷果 50g、枸杞 50g、黑芝麻 50g、核桃仁 50g，熬熟成膏，每晚 1 勺。

6. 饮食 "四忌"

肺癌患者一忌进食辛辣、刺激性食物，如辣椒、胡椒、生葱等；二忌吸烟、饮酒，这是因为吸烟易破坏肺功能，饮酒易使人体免疫力下降而使肿瘤加速生长；三忌进食肥腻、生痰食物，如肥肉、肥鸭、奶油、奶酪及含糖量较高的各种甜食；四忌进食烧烤类食物，任何使用木炭、煤炭、煤气烧烤的食物都含有致癌物质苯并芘，食用后可致病情恶化。

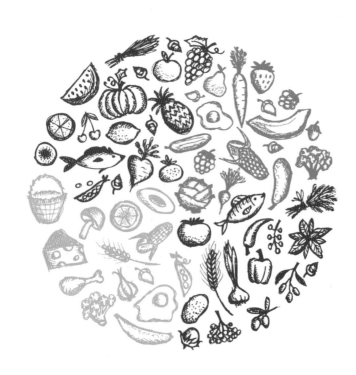

推荐药膳

1

甲鱼龙眼杏仁汤

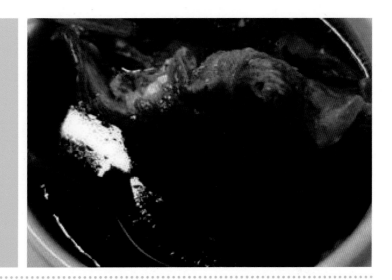

原料：

甲鱼 1 条（约 500 g）去内脏、切块，龙眼肉 15 g，甜杏仁 15 g（研碎），调料适量。

功效：

滋阴补虚，止咳化痰。

制法：

先将以上材料放入砂锅内，以大火煮沸，再改小火熬煮 2 小时，调味服食，每日 1 次。

营养功效：

此药膳适于治疗咳嗽无痰或少痰或痰中夹血，气急、胸痛、心烦、发热、口干、便秘者食用。

甲鱼，味甘，性平，归肝经，可滋阴凉血、补益调中、补肾健骨、散结消癖。甲鱼又称"鳖"，《日用本草》中云："鳖血，外敷能治面瘫，可除中风口渴、虚劳潮热，可治骨结核。"现代药理学研究证实，甲鱼肉及其提取物可用于防治因放疗、化疗引起的贫血、白细胞减少等。

龙眼肉，味甘，性温，可补益气血、益智安神、敛汗止泻，适于贫血、气短、心悸、失眠、健忘及病后产后身体虚弱者食用。

甜杏仁，味甘，性平，无毒，归肺、大肠经，可润肺养颜、止咳祛痰、润肠通便。杏仁营养丰富，可提供丰富的钙、钾、镁、维生素 E、维生素 B_2。

2

荸荠甘露饮

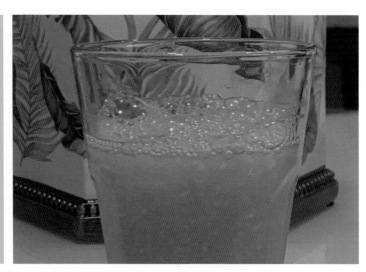

原料：

生荸荠（选大者）20 个（洗净、去皮），鲜莲藕（去节）150g，梨 2 个。

功效：

滋阴清热，止咳化痰，止血。

制法：

将三者捣烂，绞汁，生饮，每周 3~4 次。

营养功效：

此饮主治肺热咳嗽、咯血。

荸荠，味甘，性寒，能生津润肺、化痰利咽、通淋利尿、消痈解毒、凉血化湿、消食除胀。主治热病、消渴、黄疸、目赤、咽喉肿痛、小便赤热短少、外感风热、痞积等。

莲藕，味甘、涩，性平，归肝、肺、胃经，可收敛止血，化瘀。莲藕为收敛止血药，可治咳血、吐血、鼻衄、尿血、便血、血痢、血崩等。

梨，味甘、微酸，性微寒，可生津润燥、泻热止渴、润肺镇咳。梨含有丰富的果糖、葡萄糖、苹果酸、多种维生素及矿物质等，可促进胃液分泌，帮助消化，增进食欲。其含有大量的维生素 C，有益于抑制致癌物亚硝胺在胃内的形成。

3

银耳燕窝瘦肉粥

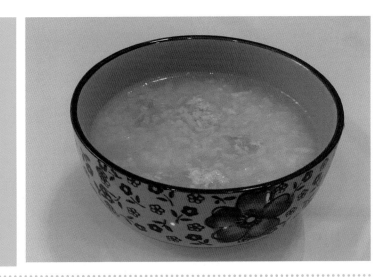

原料：

燕窝 5 g（拣净、去毛），银耳 15 g（浸泡至松软），猪瘦肉 50 g（切碎），大米 60 g，盐适量。

功效：

补气养阴。

制法：

将以上原料共煮成稀粥，加入适量盐调味。每日服 1~2 次。

营养功效：

此粥适于咳嗽少痰、咳声低弱、气短倦怠、面色苍白、形体消瘦者食用。

燕窝，味甘，性平，具有滋阴润燥、补肺养阴等功效，可用来治疗肺阴虚之哮喘、气促及肺虚久咳、痰中带血、咳血、支气管炎、出汗、潮热等。燕窝中含有多种氨基酸，适于食管癌、咽喉癌、胃癌、肝癌、直肠癌患者增强免疫力。凡经放疗、化疗引起的后遗症，如咽干咽痛、便秘、声嘶、作呕等，患者食用燕窝后都有明显的改善。

银耳，味甘，性平，归肺、胃、肾经，具有补脾开胃、益气清肠、滋阴润肺、增强人体免疫力等功效，可增强肿瘤患者对放疗、化疗的耐受力。一般人群均可食用，尤适于慢性支气管炎、肺源性心脏病、阴虚火旺证患者食用。

猪瘦肉，味甘，性平，有润肠胃、生津液、补肾气、解热毒等功效，主治热病伤津、消渴羸瘦、肾虚体弱、产后血虚、燥咳、便秘等。

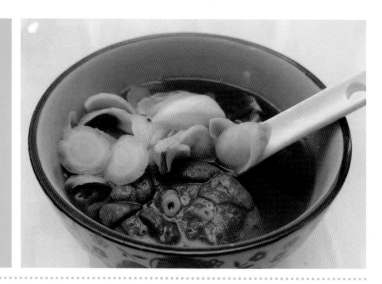

百合洋参猪肺汤

4

原料：
鲜百合 50g，西洋参 5g，猪肺 200g。

功效：
补肺敛阴，生津止咳。

制法：
以上原料洗净，加水，一起炖熟，调味食用。

营养功效：

此汤适于气虚、气少、咳嗽无力伴潮热的患者食用。

百合，味甘、微苦，性微寒，归心、肺经，可养阴润肺、清心安神。现代药理学研究认为，百合具有抗肿瘤、止咳祛痰平喘、降血糖、提高人体免疫力等作用。其含有的秋水仙碱可有效抑制肿瘤细胞的生长，百合多糖能增强人体免疫力，百合皂苷具有抗肿瘤活性。

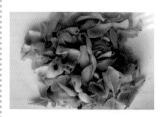

西洋参，性凉，味甘、微苦，是一种补而不燥、男女老少皆宜的保健品，具有抗疲劳、抗衰老、改善记忆力、调节人体内分泌、增强人体免疫力等作用。此外，西洋参还具有抑制肿瘤细胞增殖、抑制单纯疱疹病毒等作用，适于各种肿瘤、病毒性疾病患者食用。

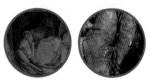

猪肺，味甘，性微寒，可用来治疗肺虚咳嗽、咳血等。

二、肺癌的饮食调理

5

加味生脉粥

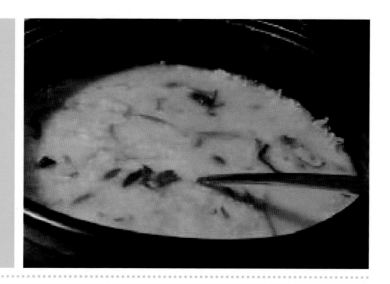

原料:

党参 30g，麦冬 15g，五味子 5g，三七末 3g，粳米 60g。

功效:

活血化瘀,滋阴补肺。

制法:

前三味水煮取汁 250ml，再加入适量清水、粳米共煮成粥。待快熟时，加入三七末，调匀食用。每周 3 ~ 4 次。

营养功效:

此粥适于有咳痰不爽、胸闷且痛、痰中带血、胸腔积液的患者食用。

党参，味甘，性平，归脾、肺经，具有补中益气、健脾益肺等功效，可用来治疗脾胃虚弱、气血两亏、体倦无力、久泻、脱肛等。

麦冬，味甘、微苦，性微寒，归心、肺、胃经，可养阴生津、润肺清心。现代药理学研究证实，其可增加小鼠在低压缺氧状态下的心排血量及冠脉血流量，有增强免疫力的作用。

五味子,味酸、甘,性温,归肺、心、肾经,可收敛固涩、益气生津。现代药理学研究证实，五味子煎剂和五味子素有兴奋呼吸的作用。

三七，味甘、微苦，性温，归肝、胃经，可化瘀止血、活血定痛。肺癌患者咯血时,可单用米汤调服三七粉,或与白及粉、茜草炭等同用。

粳米，富含蛋白质、维生素，能降低血液胆固醇，减少心脏病和脑卒中的发病率。

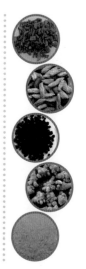

三、食管癌的饮食调理

中医对食管癌的认识

食管癌是由于饮食不节、情志失调、过度劳伤或感受外来邪毒而引起人体阴阳平衡失调、脏腑经络功能失司，逐渐出现气滞血瘀、食伤、湿聚痰结等一系列病理性改变。正如《中藏经·积聚癥瘕杂虫论》中所云："积聚癥瘕……皆五脏六腑真气失，而邪气并，遂乃生焉。"中医学称其为"噎膈、反胃、关格"，临床表现主要为吞咽困难、咽喉疼痛、反流、消瘦、脱水、恶病质等。

西医对食管癌的认识

食管是连接口腔、咽部与胃的一段管状器官，此处发生的恶性肿瘤即为食管癌。当吞咽食物有哽咽感、异物感、胸骨后疼痛或有明显的吞咽困难等症状时，应考虑有食管癌的可能，应进一步检查以明确诊断。吞咽食物时，有哽咽感、异物感、胸骨后疼痛一般是早期食管癌的症状，而出现明显的吞咽困难则提示食管病变已处于进展期。食管癌的主要治疗手段有手术、化疗、放疗。

食管癌的饮食原则

1. 食管癌预防、初期及防止复发的饮食原则

目前，我们所知的食管癌的饮食发病原因有以下几点。

（1）亚硝胺：亚硝酸盐是一种常用的食品添加剂，是亚硝胺的前体，它一方面可以抑制某些细菌的生长，另一方面可使肉色鲜亮，因此常用于腌制食物。迄今有不少动物实验证明，亚硝胺能引起多种动物如大鼠、鸡、猪等不同器官发生肿瘤，尤其是肝与食管部位。

（2）霉菌毒素：调查表明，食用霉变食物与食管癌发病呈正相关。

（3）营养与微量元素的缺乏：流行病学调查表明，饮食中缺乏维生素（如维生素 A、维生素 C、维生素 B_2）及钼、锌、锰等微量元素时，可导致食管癌的发病。

（4）吸烟与饮酒：烟雾中含有大量的亚硝胺，常诱发食管癌。此外，乙醇有促癌变的作用，经常酗酒者食管癌的发生率是普通人群的 25~30 倍。

（5）饮食习惯：长期食用质地粗、硬的食物或进食过快、过烫等，都易造成食管黏膜发生机械性损伤，可导致黏膜上皮增生，最后发生癌变。

因此，常食腌制食品、霉变食物或吸烟、饮酒都会导致食管癌，日常生活中，人们应注意避免这些诱因。对于术后食管癌患者，为防止病情复发，也应注意避免食用上述食物及禁烟酒。

2.食管炎、食管白斑、食管息肉、食管憩室、贲门失弛缓症等的饮食原则

上述疾病由于组织学改变、功能变异等，容易进展为癌症。因此，此类患者可通过采取积极的治疗措施来加以预防。维生素 B_2 是人体必需的维生素，相关研究表明，服用 5 年维生素 B_2，可使食管轻度增生的癌变率下降 34.8%，而服用 3 年可使食管轻度增生的抑制率下降 22.2%，这说明服用维生素 B_2 越久，其抑制食管轻度增生癌变的作用越明显。

六味地黄丸对食管癌的上皮重度增生有抑制作用，如患者在发现有癌前病变时服用，可预防病情进一步恶化；大蒜及猕猴桃可阻断亚硝基化合物的合成，冬凌草能降低亚硝胺诱发食管癌的发病率。

以上食物及药物仅作为参考，具体的饮食原则应遵循临床医生的指导。

3.食管癌术后饮食原则

术后一般禁食禁水，待患者肠蠕动恢复、排气后，开始进食。一般分为以下四个阶段：

（1）鼻饲阶段：术后 2~5 日，患者处在手术创伤期，此期吻合口尚未愈合，胃肠功能也未得到很好的恢复，消化功能较差。鼻饲阶段可喂患者混合奶、菜汁、果汁、米汤等。第 1 日注入量为 500 ml，分 2~3 次输注，以后每日根据患者的耐受程度，逐渐增加为 1 500~2 000 ml。饮食温度以与体温相近为宜，且要求鼻饲营养液含有的蛋白质、脂肪、碳水化合物、维生素、盐、水比例适当。

（2）流质饮食阶段：术后 6~8 日。此期，患者已基本度过手术创伤期，胃肠功能逐步恢复，有食欲、已排气。此阶段可先给予患者少量白开水（3~5 汤匙），之后逐渐增加为 30~50 ml，如患者无明显不适，可给予米汤、蛋汤、鲜牛奶、鱼汤或鸡汤、鸭汤等，每次 100~200 ml，每日 5~7 顿。

（3）半流质饮食阶段：从术后第 8 日开始。此期，患者术后留置的各种引流

管已被拔除，静脉输液也渐停。除个别高龄或超高龄患者不能下床活动外，大多数患者都可下床行走，食量亦逐渐增加。此期应少食多餐，以易消化的无渣食物为主（如稀饭、面条、鸡蛋羹、豆腐等），切忌一次大量进食，以免引起消化道并发症或吻合口瘘。

（4）正常饮食阶段：从术后的第 4 周开始。此期，大多数患者已出院，这时可尽量扩大饮食范围（油炸和甜食除外），并进行适当的体力活动，以利于食物的消化、吸收。每次饭后不要立即躺下，应走动 20 分钟左右，使食物依靠重力的作用进入腹腔。

4. 食管癌出现吞咽困难、不能进食的饮食原则

此时，患者以半流食和全流质饮食为主，无须刻意限制热量，以保证营养丰富。饭菜应细软，必要时可做成匀浆膳、要素膳及混合奶等。匀浆膳是指将鸡肉、瘦肉、鱼、虾洗净，去骨、去皮、去刺，加入洗净后切成小块的蔬菜煮熟或炒熟，将馒头去外皮，将鸡蛋煮熟、去壳，再将每餐所需要的食物全部混合，加适量水，用医用组织捣碎机或食品捣碎机捣碎、搅匀，待全部搅成无颗粒的糊状后，再加入食盐 1~2 g；或将菜炒熟后与碎馒头混合，再用医用组织捣碎机捣碎；最后予患者口服或管饲。匀浆膳可根据患者的病情和饮食习惯自行配制，可选择米饭、粥、面条、馒头、鸡蛋、鱼、虾、鸡肉、猪瘦肉、猪肝、白菜、胡萝卜、油菜、白萝卜、冬瓜、土豆，以及适量的牛奶、豆浆、豆腐等制作。

5. 食管癌放疗时的饮食原则

放疗期间，患者忌烟酒，忌辛辣刺激性食物，少吃糖，经常用淡盐水或漱口液漱口。可自备茶水或饮料，口干即饮，或口含乌梅、西瓜霜、西洋参、金嗓子喉宝及维生素 C。口咽部干痛时，可局部喷敷双料喉风散，或予以中药治疗，如金银花 20 g、连翘 20 g、山豆根 15 g、桔梗 15 g、生地 15 g、生甘草 10 g、玄参 20 g、麦冬 15 g、天冬 15 g，水煎服，每日 1 剂，或乌梅 10 g、甘草 5 g，煎汤代茶饮。

推荐药膳

1

蕙苡仁菱角汤

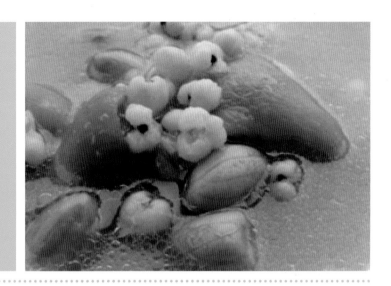

原料：

蕙苡仁、菱角各 12g，诃子 9g，三七 3g，猪瘦肉适量。

功效：

祛瘀，活血，消肿。

制法：

将菱角去壳，诃子、三七捣碎，上述药材与猪瘦肉置于煲中，加水，炖至肉烂。隔日食用 1 次。

营养功效：

此汤适于放化疗期食管癌患者食用。

蕙苡仁，味甘、淡，性凉，归脾、胃、肺经。现代药理学研究发现，其含有的硒元素能有效抑制肿瘤细胞增殖，可用于胃癌、宫颈癌的辅助治疗。

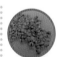

菱角，味甘、淡，微苦、涩，性平，常用于治疗食管癌、宫颈癌、乳腺癌等。

诃子，味苦、酸、涩，性平，可涩肠止泻、敛肺利咽，用于治疗消化系统肿瘤。

三七，味甘、微苦，性温，归肝、胃经，可入血分，能增强人体免疫力。

猪瘦肉，味甘，性平，有润肠胃、生津液、补肾气、解热毒等功效。

2

五汁参乳膏

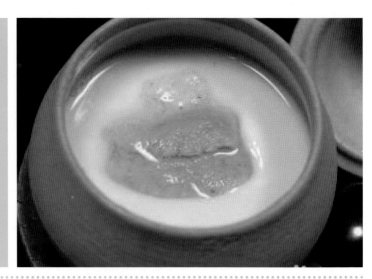

原料：

牛奶 300 ml，鲜芦根，甘蔗、梨各 60 g 榨汁，龙眼肉、人参各 30 g，生姜 10 g（榨汁），蜂蜜适量。

功效：

清胃润燥，补气养阴。

制法：

将人参、鲜芦根、龙眼肉置于瓦罐中，加水 400 ml，煮至 50 ml，捞出食材，再加入牛奶、甘蔗汁、梨汁、生姜汁，隔水炖成胶状，加蜂蜜少许，炼为膏剂。吞服，不拘时。

营养功效：

此膏适于晚期食管癌患者食用。

牛奶，研究发现牛奶中含有的酪蛋白可抑制肿瘤细胞的生长。

鲜芦根，味甘，性寒，归肺、胃经，可用于治疗热病烦渴、胃热呕吐、肺热咳嗽、肺痈吐脓等。

甘蔗，入肺、胃经，具有清热生津、补肺益胃等功效。

梨，味甘、微酸，性凉，有润肺消痰、凉心降火的作用。

龙眼肉，味甘，性温，可补益气血、益智安神、敛汗止泻，适于贫血、气短、心悸及产后身体虚弱、脾虚泄泻者食用。

人参，味甘、微苦，性微温，具有补气固脱、健脾益肺、宁心益智、养血生津等功效。实热证、湿热证及正气不虚者禁服。

生姜，味辛，性微温，归肺、脾、胃经，可温中止呕，化痰止咳。

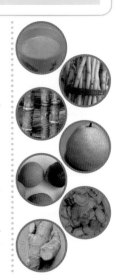

3

韭汁牛乳饮

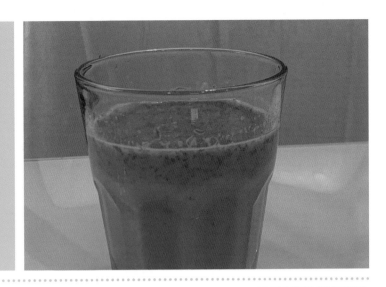

原料:

韭汁(即韭菜汁)100 ml,
牛奶 300 ml。

功效:

《丹溪心法》中记载:"韭汁牛乳饮,治
噎膈翻胃之症。"韭汁专消瘀血,可益胃
消瘀;牛乳味甘、性温,可润燥养血,
血润则大肠通。

制法:

将两者混匀后,口服。每日 1 次。

营养功效:

此饮适于食管癌吞咽梗阻不顺者服用。

韭菜,味辛,性温,归肝、胃、肾经,可温中行气、散瘀、
解毒。主治肾虚阳痿、里寒腹痛、胸痹疼痛、鼻衄、吐血、
尿血、痢疾、痔疮、痈疮肿毒、跌打损伤。韭菜中含有锌元素,
可补肾温阳,温中行气;其含有的挥发性物质有助于增进食
欲,增强消化功能;其还含有大量维生素和膳食纤维,能促
进胃肠蠕动,治疗便秘,预防肠癌。

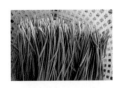

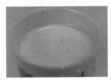

牛奶即牛乳,以新鲜牛乳为佳,可润燥养血,补虚损,
益肺胃,生津润肠。

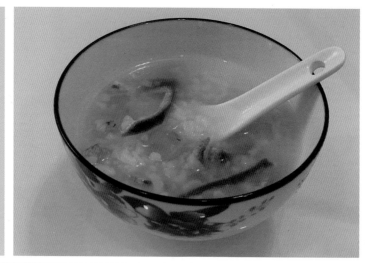

陈夏薏苡仁粥

4

原料：

陈皮 5 g，法半夏 12 g，薏苡仁 60 g，粳米 60 g。

功效：

祛湿化痰，理气止呕。

制法：

将法半夏洗净，用布袋装好；陈皮、粳米、薏苡仁洗净，备用。将上述用料一起放入锅内，加适量清水，以小火煮成稀粥，去药袋，调味即可。

营养功效：

此粥适用于食管癌之痰湿内阻者，症见吞咽困难，进食有梗阻感，胸闷，嗳气频频，呕吐痰涎，舌质淡胖，苔白腻，脉滑者。

陈皮，味辛、苦，性温，具有行气健脾、降逆止呕、燥湿化痰等功效。无论属寒属热、属虚属实的恶心呕吐皆可用之。在补药中配入陈皮，可助脾胃运化，且补而不腻，有利于补药的吸收。

半夏，味辛，性温，有毒，归脾、胃、肺经，可用于痰多咳喘、痰饮、风痰所致之眩晕，痰厥所致之头痛、呕吐反胃、胸脘痞闷等。

薏苡仁，味甘、淡，性凉，归脾、胃、肺经，具有利水渗湿、健脾胃、清肺热、止泄泻等功效。其含有的薏苡仁酯是重要的抗肿瘤成分，能抑制艾氏腹腔积液肿瘤细胞的增殖，可用于治疗胃癌。

粳米，味甘、性平，归脾、胃、肺经，可补气健脾、除烦渴、止泻痢。其米糠层含有粗纤维分子，有助于促进胃肠蠕动，对胃病、便秘、痔疮等疗效较好。

5

三七桃仁瘦肉汤

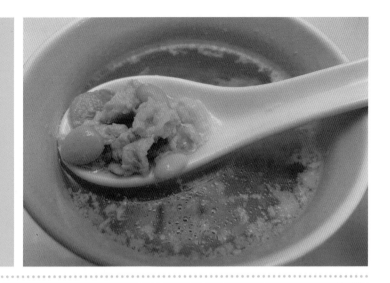

原料：

三七 10g，桃仁 15g，猪瘦肉 50g，盐、姜末各适量。

功效：

活血祛瘀，通络止痛。

制法：

将三七洗净、切片，桃仁、猪瘦肉洗净。将全部用料一起放入炖盅内，加入适量开水，以小火隔水炖 2 小时，加入盐、姜末后食用。每周 2~3 次。

营养功效：

此汤适用于食管癌之气滞血瘀证者，症见进食有梗阻感、胸痛固定、肌肤甲错、舌质暗红或边有瘀点瘀斑，脉细涩者。

三七，味甘、微苦，性温，归肺、心、肝、大肠经，可入血分，可散可收，能增强人体免疫力。三七有抗炎作用，对患者急性炎症有抑制作用。

桃仁，味苦、甘，性平，归心、肝、大肠经，具有活血祛瘀、润肠通便、止咳平喘等功效。现代药理学研究指出，桃仁中含有的苦杏仁苷能帮助体内胰蛋白酶消化肿瘤细胞的透明样黏蛋白被膜，使白细胞能够接近肿瘤细胞并将其吞噬。

猪瘦肉，味甘，性平，有润肠胃、生津液、补肾气、解热毒等功效。

四、甲状腺癌的饮食调理

中医对甲状腺癌的认识

中医称之为"瘿、瘿气、瘿瘤、瘿囊"等，瘿病一名首见于《诸病源候论·瘿候》。瘿病多由情志内伤或饮食、水土失宜等致气滞痰凝血瘀壅结于颈前喉结两旁，以结块肿大为主要临床表现。

甲状腺癌的饮食原则

1.甲状腺癌的日常饮食原则

（1）宜多食具有增强免疫力作用的食物，如甜杏仁、芦笋、薏苡仁、甲鱼、山药。

（2）宜多食具有抗甲状腺癌作用的食物，如茯苓、香菇、无花果、山慈姑、魔芋、海参、冬虫夏草、海带。

（3）宜多食具有健脾利水作用的食物，如黑豆、冬瓜、薏苡仁、玉米。

2.术后饮食原则

（1）术后宜清淡饮食，以高蛋白质、高维生素、低脂低盐饮食为主，少食或不食肥甘厚腻、烧烤腌制类食物。平时进食应定时定量，可多食鱼、猪瘦肉、蛋、大豆制品、香菇、大枣等。

（2）滥用各种色素、香料和食品添加剂等会有害健康，甲状腺癌患者在饮食中需要特别注意这一点。

（3）宜多食具有消肿散结作用的食物，包括芋艿、油菜、芥菜、猕猴桃；宜多食具有增强免疫力作用的食物，如香菇、蘑菇、木耳、核桃、薏苡仁、大枣、山药。

（4）忌烟酒；忌辛辣刺激性食物，如葱、蒜、花椒、辣椒、桂皮、姜等。

推荐药膳

1

蛤肉紫菜汤

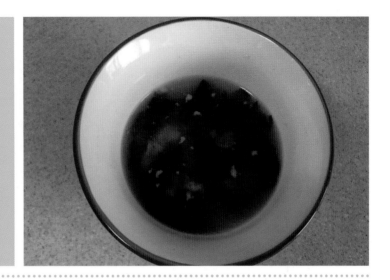

原料：

蛤蜊肉 60g，紫菜 30g，姜丝、盐各适量。

功效：

滋阴养肺，化痰止血。

制法：

将蛤蜊肉洗净、切片，紫菜洗净、切碎，放入锅中，加水 400ml，烧开后，加入姜丝、盐，煮 20 分钟，调味即可。

营养功效：

此汤适用于治疗支气管扩张之咯血、甲状腺肿大者。

蛤蜊，味咸，性平，具有滋阴润燥、利尿消肿、软坚散结等功效。它含有蛋白质、铁、钙、磷、碘、维生素和牛磺酸等多种成分，是中老年人防治慢性疾病的理想食品。

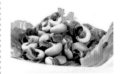

紫菜，味甘、咸，性凉，具有软坚散结、清热化痰、利尿等功效，可用于治疗瘿瘤、瘰疬、咳嗽痰稠、烦热不安、脚气、水肿、小便不利等。

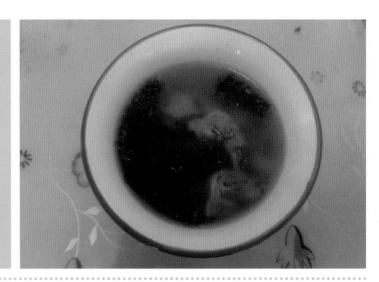

2

夏枯草瘦肉汤

原料：
夏枯草 30g，猪瘦肉 120g，盐、姜末各适量。

功效：
清肝泻火，利湿退黄。

制法：
将夏枯草洗净，猪瘦肉洗净、切块，一起放入锅内，加清水适量，以大火煮沸，再用小火煮 1 小时，加入盐、姜末即可。

营养功效：

此汤适用于甲状腺癌、甲状腺肿大及头痛、眩晕、颈淋巴结肿大、肺结核、乳核、高血压病患者。

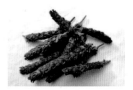

夏枯草，味辛、苦，性寒，归肝、胆经，可清热泻火明目、散结消肿，主治目赤肿痛、瘰疬、瘿瘤、乳痈肿痛等。

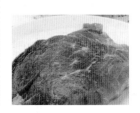

猪瘦肉，味甘，性平，具有补肾养血、滋阴润燥等功效，主治热病伤津、消渴羸瘦、肾虚体弱、产后血虚、燥咳、便秘等。猪肉含有丰富的优质蛋白质、脂肪酸，并可提供促进人体铁吸收的半胱氨酸，能改善缺铁性贫血症状。

3

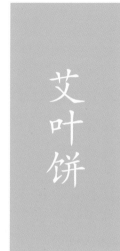

艾
叶
饼

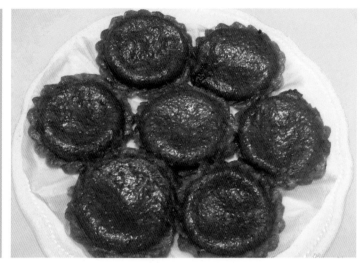

原料：
鲜艾叶 100g，小麦粉 200g。

功效：
解毒消肿。

制法：
将鲜艾叶洗净、切碎，用开水焯烫后，放入料理机中打碎，取汁；加入小麦粉，揉和成饼状，蒸熟后食用。每日 1 个。

营养功效：

此药膳适于甲状腺癌及甲状腺肿大患者食用。

艾叶，味苦、辛，性温，归肝、脾、肾经，能理气血、温经脉、逐寒湿、止冷痛，为妇科要药。主治脘腹冷痛、经寒不调、宫冷不孕等症，如艾附暖宫丸。艾叶炒炭后可止血；煎汤外洗，可治湿疮、疥癣。现代药理学研究证实，艾叶具有抗菌、抗病毒、平喘镇咳、祛痰、止血、抗过敏、护肝利胆等作用。

小麦，味甘，性凉，归心、脾、肾经，可养心益肾、除热止渴。《本草拾遗》中记载："小麦面，补虚，实人肤体，厚肠胃，强气力。"

4

清蒸甲鱼

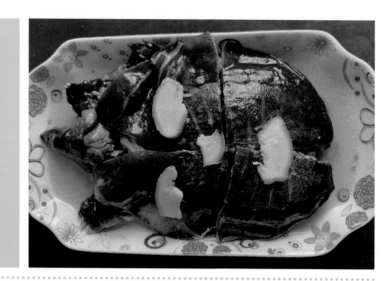

原料：
甲鱼1只，姜片、料酒、酱油各适量。

功效：
滋阴清热，补虚养肾，补血补肝。

制法：
将甲鱼洗净、去内脏，加料酒、酱油、姜片，上笼蒸熟即可。

营养功效：

此药膳适于甲状腺癌术后或放疗、化疗后有气血两虚或阴虚肝旺之证者食用。

甲鱼，味甘，性平，归肝经，可滋阴凉血、补益调中、补肾健骨、散结消癥。其富含动物胶质、角蛋白、铜、维生素 D 等，能"补劳伤、壮阳气、大补元阴之不足"，可增强人体免疫力，调节人体内分泌。甲鱼的腹板有滋阴降火的功效，对头颅外伤（如新生儿头颅血肿等）遗留下来的顽固性头痛有很好的疗效。甲鱼肉及其提取物可用于防治因放疗、化疗引起的虚弱、贫血、白细胞减少等。此外，甲鱼亦有较好的净血作用，常食可降低人体胆固醇，因而对高血压、冠心病患者有益。

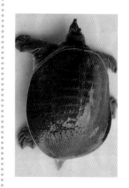

四、甲状腺癌的饮食调理

5

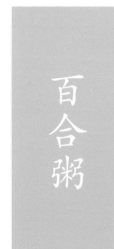

百合粥

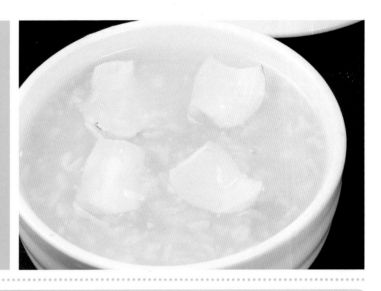

原料：

干百合 30 g（或鲜百合 60 g），粳米 60 g，白糖适量。

功效：

养阴润肺,宁心安神。

制法：

将百合洗净,粳米淘净,一起放入锅内,加适量水,大火煮沸后改小火煮成粥,调入白糖即成。

营养功效：

此粥可用于治疗肺阴亏虚所致的干咳、咯血，亦可治疗心阴亏虚所致的失眠、心烦、惊悸等症。

百合，味甘、微苦，性微寒，归心、肺经，可养阴润肺、清心安神。现代药理学研究认为，百合具有抗肿瘤、止咳祛痰平喘、降血糖、提高免疫力等功效。其含有的秋水仙碱可有效抑制肿瘤细胞生长，百合多糖能增强人体免疫力，百合皂苷具有抗肿瘤活性。

粳米，味甘，性平，归脾、胃、肺经，可补气健脾、除烦渴、止泻痢。其富含蛋白质、维生素，能降低血液胆固醇水平，减少心脏病和脑卒中的发病率。其米糠层含有粗纤维分子，能促进胃肠蠕动，对胃病、便秘、痔疮等疗效较好。

五、肝癌的饮食调理

中医对肝癌的认识

肝癌以脏腑气血亏虚为本，湿、热、瘀、毒互结为标，以肝失疏泄为基本病机，临床以右胁肿胀疼痛、消瘦、食欲不振、乏力或有黄疸、昏迷等为主要症状。

肝癌的饮食原则

1. 少食粗纤维食物

平时一定要严格控制粗纤维食物的摄入量，因为粗纤维食物可能会造成食管静脉破裂出血，从而加重病情。

2. 少食刺激性食物

避免食用刺激性食物（如过热或过冷的食物），以免刺激胃黏膜，引起胃出血而加重病情。

3. 控制蛋白质的摄入

肝病患者可通过食用富含蛋白质、易消化的食物来补充营养。但肝癌晚期患者需要控制蛋白质的摄入量，以免引起肝性脑病。

4. 忌暴食暴饮

肝病患者宜少食多餐，以免加重胃肠负担，引起其他并发症。

肝癌的饮食注意事项

1. 伴有胸腔积液、腹腔积液的患者

此类患者宜低盐饮食，每日盐的摄入量控制在 2 g 内或酱油摄入量控制在 10 ml 内（不包括食物本身含有的氯化钠），禁食腌制品（如咸菜、皮蛋、火腿、香肠等），以免造成水钠潴留，加重病情。此外，还要注意保证蛋白质、维生素及钾、

锌、镁等的摄入量，以维持血浆渗透压的稳定，减少胸腔积液、腹腔积液的生成。具有利水作用的食物或药物（如冬瓜、山药、扁豆、车前草、赤小豆、鲫鱼、茯苓、薏苡仁等）都适合这类患者食用，可制成药膳，如黄芪冬瓜汤、山药扁豆粥、鲫鱼黑豆粥、车前草土茯苓炖甲鱼、茯苓清蒸鳜鱼、鸡汁薏苡仁粥等。

2.原发性肝癌患者

此类患者易出现门静脉癌栓，从而引起门静脉高压、食管及胃底静脉曲张。一旦饮食不当，可引起上消化道出血，危及患者生命。对于出血或有出血倾向的患者，还可通过服用有止血补血功效的药膳进行辅助治疗，如用止血不留瘀的三七或止血养血的阿胶等制成三七芡实甲鱼汤、阿胶大枣粥、三七西洋参炖乌鸡等。

3.肝癌晚期患者

此类患者会出现发热的症状，这时可多吃一些具有清热解毒功效的食物，如翠衣番茄豆腐汤、薏苡仁粥等；对因气虚或血虚而引起的发热，可选择有清补功效的食物以补虚退热，如夏枯草芦根猪肉汤、胡萝卜马蹄猪肉汤、西洋参淮山药老鸭汤等。

4.经常自觉疲倦、乏力的肝癌患者

此类患者可选择黄芪、党参、西洋参、太子参、冬虫夏草等制成药膳，如参芪兔肉汤、党参炖乌鸡、冬虫夏草淮杞炖甲鱼等。

推荐药膳

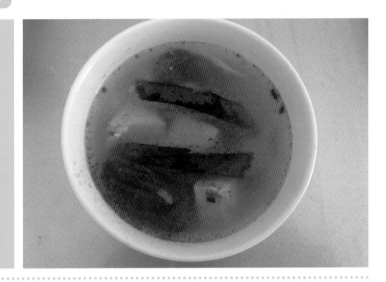

翠衣番茄豆腐汤

1

原料：

西瓜翠衣(西瓜皮)30g,番茄50g,豆腐150g,盐、味精、葱、姜各适量。

功效：

健脾消食，清热解毒，利尿利湿。

制法：

将西瓜翠衣洗净切成细丝，番茄洗净切块，豆腐切块，葱、姜切成细丝。锅中倒油，煸香葱、姜，加水煮沸，加入西瓜翠衣、番茄、豆腐，煮熟，加入盐、味精调味即可。

营养功效：

此汤适于有消化不良或水肿的肝癌患者食用。虚寒体弱者不宜多服。

西瓜翠衣，味甘，性凉，归心、胃、膀胱经，可清热解渴利尿。主治暑热烦渴、水肿、口舌生疮、中暑等。

番茄，味甘，性寒，归肺、胃经，具有清热止渴、养阴生津、健胃消食等功效。其含有的番茄红素能有效清除体内的自由基，预防和修复细胞损伤，且番茄红素还具有调控细胞生长代谢的作用，通过控制细胞生长和诱导细胞分化来抑制肿瘤细胞的增殖。

豆腐，味甘，性凉，归脾、胃、大肠经，常食可补中益气、清热润燥、生津止渴，适于热性体质热病后调养食用。此外，其含有的豆甾醇是抑制肿瘤的有效成分。

2

枸杞甲鱼汤

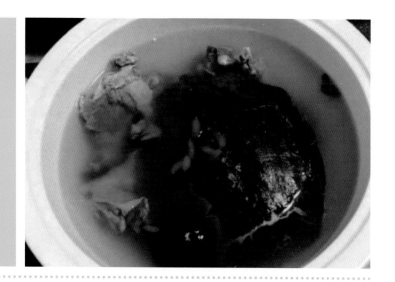

原料：

甲鱼 500g，枸杞 20g，料酒、酱油、味精、姜、蒜、葱末各适量。

功效：

滋阴清热，凉血散结。

制法：

将甲鱼洗净，枸杞洗净，将甲鱼、枸杞放入砂锅内，加入姜、蒜、葱末煨炖 10 分钟左右，去掉姜、葱末、蒜，加入料酒、酱油、味精，共炖至甲鱼肉烂熟即成。

营养功效：

此药膳适用于阴虚及精血不足所致的各种病证及贫血。

甲鱼，味甘，性平，归肝经。甲鱼的背甲、肉、血均可入药。背甲具有滋阴退热、软坚散结的作用，肉能滋阴补虚、祛风通络，血可治贫血、肝病、气喘、神经衰弱综合征，有防止动脉硬化、高血压和延年益寿等功效。甲鱼多糖不仅可提高人体免疫力，且与化疗药联用能够提高药效，减少化疗药的骨髓抑制等不良反应。

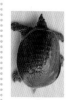

枸杞，味甘，性平，归肝、肾经，具有补气强精、补肝肾、抗衰老、止消渴、暖身体等功效。其含有的枸杞多糖能增强腹腔巨噬细胞的吞噬作用，有调节内分泌、促进蛋白质合成、加速肝脏解毒和受损肝细胞修复等功效。此外，其含有的 β-胡萝卜素、叶黄素等具有提高人体免疫力、抑制肿瘤细胞增殖及预防动脉粥样硬化等作用。

3

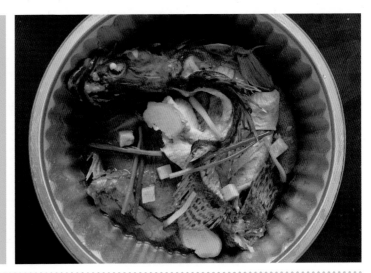

茯苓清蒸鳜鱼

原料：
茯苓 15g，鳜鱼 150g，葱、姜、酱油各适量。

功效：
健脾利湿,益气补血。

制法：
将茯苓、鳜鱼洗净，加水、酱油、葱、姜，同蒸至熟烂即成。

营养功效：

此膳适于脾胃虚弱、食欲不振的患者食用。

茯苓，味甘、淡，性平，归心、肺、脾、肾经，具有利水渗湿、健脾宁心等功效，可用于治疗水肿尿少、痰饮眩悸、脾虚食少、便溏泄泻、心神不安、惊悸失眠等。现代药理学研究证实，茯苓多糖在动物试验中呈现出强烈的抗肿瘤作用，能提高人体免疫力。

鳜鱼，味甘，性平，具有益气力、强体魄、补虚劳、益胃固脾等功效。其富含蛋白质、维生素 B_1、维生素 B_2、烟酸等，适于体质虚弱、虚劳羸瘦、脾胃气虚、饮食不香、营养不良者食用，尤适于脾胃虚弱者食用。注意：有哮喘、咯血的患者或体内寒湿较盛者不宜食用。进食前后忌饮茶。

4

芡实炖肉

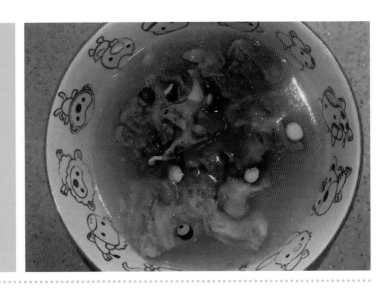

原料：
芡实 30 g，猪肉 100 g，盐少许。

功效：
泻火，祛痰，通便。

制法：
将芡实、猪肉洗净，放入砂锅中，加适量水，炖熟，加盐少许即可。

营养功效：

此药膳适于有腹腔积液的患者食用。

芡实，味甘、涩，性平，具有固肾涩精、补脾止泄等功效，适于慢性泄泻、小便频数、梦遗滑精者，或白带多、腰酸、虚弱的女性及遗尿的儿童食用。

猪肉，味甘，性平，归脾、胃、肾经，具有补肾养血、滋阴润燥等功效，主治热病伤津、消渴羸瘦、肾虚体弱、产后血虚燥咳。猪肉煮汤饮下，可急补由于津液不足引起的烦躁、干咳、便秘。

5

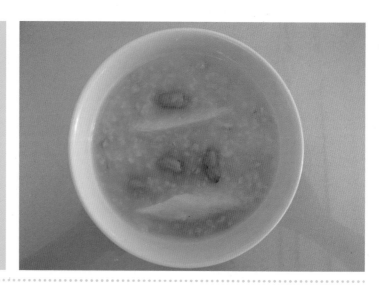

山药扁豆粥

原料：

白扁豆 15g，粳米、山药各 30g，白糖适量。

功效：

健脾化湿。

制法：

将粳米淘洗干净，白扁豆洗净，一同放入锅内，加适量水，以大火烧沸，再用小火熬煮至米熟时，加入山药、白糖，继续熬煮至熟即成。

营养功效：

山药，味甘，性平，归脾、肺、肾经，具有补脾养胃、生津益肺、补肾涩精等功效。现代药理学研究证实，山药能抗肿瘤、抗突变、增强免疫力、调节胃肠功能、降血糖、降血脂、延缓衰老、保肝、调节酸碱平衡等。此外，山药具有直接细胞毒作用，可防止正常细胞癌变、抗肿瘤血管生成等。

白扁豆，味甘，性平、微温，归脾、胃经。临床常用于治疗暑湿吐泻、脾虚呕逆、食少久泄、赤白带下及小儿疳积等。医学研究发现，白扁豆有一定的抗肿瘤功效，白扁豆体外试验有抑制肿瘤细胞生长的作用。

粳米，味甘，性平，归脾、胃、肺经，可补气健脾、除烦渴、止泻痢，能提高人体免疫力，促进血液循环。粳米米糠层的粗纤维分子有助于胃肠蠕动，对肝癌患者出现的消化不良、便秘、痔疮等疗效很好。

六、胰腺癌的饮食调理

中医对胰腺癌的认识

胰腺癌虽然较少见，但是由于其病情发展较快，易发生转移，日益引起人们的重视。本病在中医多属"积聚""黄疸"的范畴。祖国医学认为，患者肝气郁结，气机不畅，故见腹痛、脘腹不适、胀满；肝气犯脾，脾气虚弱，故见食欲不振、消瘦乏力、腹泻；脾虚生湿，湿郁化热，热毒内蓄，则发为黄疸，病程迁延日久、气滞血瘀、热毒内结而见腹块。

胰腺癌的饮食原则

1. 规律就餐

胰腺癌患者可每日 3~5 餐，但不要不停地进食或吃零食。因为这样会使胰腺不停地分泌胰液，加重胰腺的负担。

2. 合理搭配饮食

注意碳水化合物、脂肪、蛋白质的比例，以碳水化合物为主，搭配易消化的蛋白质，如瘦肉、鸡蛋和鱼。采用合理的烹调方法，如煮、炖、熬、蒸、溜、汆等。

3. 以软食、少渣的食物为主

避免进食易产气的食物，如红薯、玉米、高粱、豆类、生蒜等。注意饮食卫生，有腹泻者可多饮水，每日饮水约 3 000 ml，如病情需要可静脉输液，但应避免出现水电解质平衡失调。忌饮碳酸饮料。

胰腺癌的饮食注意事项

1. 饮食宜清淡、易消化，少吃多餐

患者可选食稀藕粉、米汤、番茄蛋汤、去渣绿豆汤、稀面汤、猪肝汤、豆浆。

2. 选食有增强免疫力、抗肿瘤作用的食物

患者可选食甲鱼、鲫鱼、蛇、山药、香菇、大枣。

3. 选食有抗肿瘤、止痛作用的食物

患者可选食鲈鱼、麦芽、苦瓜。

4. 忌食油腻及动物油脂含量高的食物

患者忌食肥肉、羊肉、肉松、贝类、花生、核桃、芝麻、油酥点心等。

5. 忌暴饮暴食及饮食过饱

患者应忌烟酒，忌食辛辣刺激性食物，如葱、蒜、姜、花椒、辣椒等；忌食油煎炒炸、烟熏、腌制类食物，如咸鱼、腌菜、油炸食物、油酥点心等；忌食不易消化的食物，如韭菜、芹菜、粗粮等。

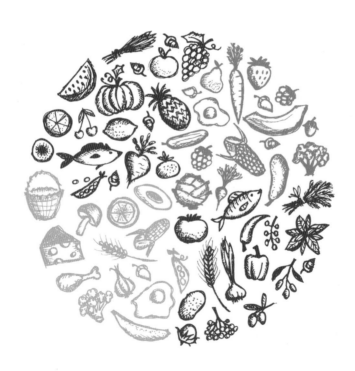

推荐药膳

1

山栀粥

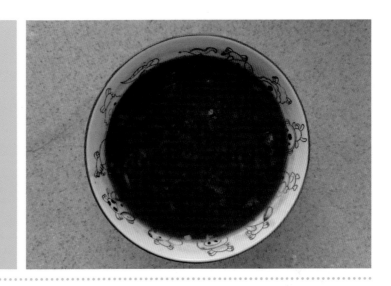

原料：
山栀 30g，鸡骨草 30g，田基黄 30g，粳米 50g。

功效：
清热，利湿，退黄。

制法：
先煎前三味药，去渣取汁，再加入粳米，同煮为粥食用。

营养功效：

此粥适于湿热黄疸之症见发热、身目俱黄、小便不利、不思饮食的患者食用。

山栀，味苦，性寒，归心、肺、大小肠、胃、膀胱经，具有泻火除烦、清热利湿、凉血解毒等功效，脾虚便溏者忌服。

鸡骨草，味甘、微苦，性凉，具有利湿退黄、清热解毒、疏肝止痛等功效。常用于湿热黄疸、胃脘胀痛、乳痈肿痛的患者。

田基黄，味甘、微苦，性微寒，归肝、脾经，具有清热解毒、利湿退黄、消肿散瘀等功效，适于湿热黄疸、肠痈、目赤肿痛者食用。

粳米，味甘，性平，归脾、胃、肺经，可补气健脾、除烦渴、止泻痢。其富含蛋白质、维生素，能降低胆固醇，减少心脏病和脑卒中的发病率。

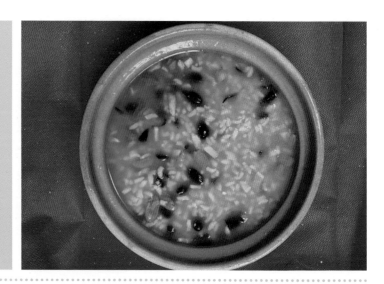

2

枸杞木耳黑豆佛手粥

原料：

枸杞 20g，黑木耳 10g，黑豆 20g，佛手 20g，粳米 100g，冰糖或蜂蜜适量。

功效：

养阴润肺,益气补血。

制法：

先将黑木耳用水泡发后，与佛手一同切碎，将粳米、黑豆加适量水先煮成稀粥，待粥五成熟时，加入枸杞；快要全熟时，加入黑木耳、佛手，充分搅匀后，加少许冰糖或蜂蜜，再煮片刻即可。

营养功效：

此粥适于肝肾不足、气血亏虚的肿瘤患者食用。

枸杞，味甘，性平，归肝、肾经，富含蛋白质、氨基酸、胡萝卜素、枸杞多糖等，可调节人体内分泌、促进蛋白质合成、加速肝脏解毒和受损肝细胞的修复等。

黑木耳，味甘，性平，归胃、大肠经，可益气强身、补益气血等。其含有的多糖能提高人体免疫力，还可降血糖、降血脂。

黑豆，味甘，性平，入脾、肾经，富含蛋白质及多种维生素，具有解毒利水、滋肾补中等功效。

佛手，味甘，性温，入肝、脾、胃三经，有止呕消积、疏肝健脾和胃等功效，可缓解放射性肠炎患者脾胃亏虚等症状。

粳米，对肝癌患者出现的消化不良、便秘等疗效很好。

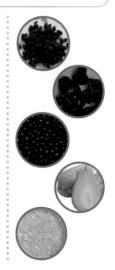

3

扁豆莲子薏苡仁粥

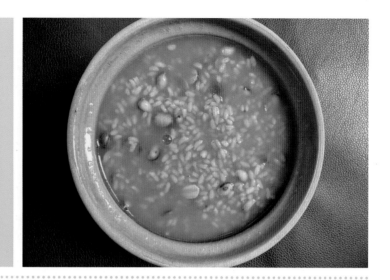

原料：

白扁豆 30g，莲子 20g，薏苡仁 40g，粳米 50g。

功效：

健脾养胃，清暑止泻。

制法：

以上食材洗净后，同时放入砂锅内，加入适量水，熬煮成稀粥。

营养功效：

此粥能清胰化积，健脾养胃，适于胰腺癌患者症见脘腹胀满、食少呃逆、心烦口渴者食用。

白扁豆，味甘，性平、微温，归脾、胃经。临床常用于治疗暑湿吐泻、脾虚呕逆、食少久泄及小儿疳积等。白扁豆有一定的抗肿瘤功效，其体外试验有抑制肿瘤细胞生长的作用。

莲子，味甘、涩，性平，归脾、肾、心经，具有补脾止泻、益肾涩精止带、养心安神等功效，可用来治疗脾虚泄泻、遗精、心悸、失眠。

薏苡仁，味甘、淡，性凉，归脾、胃、肺经。现代药理学研究证实，其含有的硒元素能有效抑制肿瘤细胞增殖。

粳米，味甘，性平，归脾、胃、肺经，可补气健脾、除烦渴、止泻痢。其富含蛋白质、维生素，能降低胆固醇，减少心脏病和脑卒中的发病率。粳米米糠层含有粗纤维分子，有助于胃肠蠕动，对胃病、便秘、痔疮等疗效较好。

4

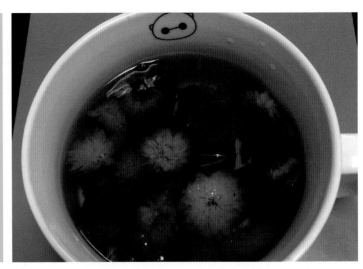

桑菊枸杞饮

原料：
桑叶、菊花、枸杞各 9g，决明子 6g。

功效：
清肝泻火。

制法：
将上述四味药洗净，加水煎煮即可，代茶饮。

营养功效：

此饮适用于腹部胀痛、视物模糊、口苦咽干、心烦失眠等症。

桑叶，味甘、苦，性寒，具有疏风散热、清肺润燥、清肝明目等功效。现代药理学研究证实，桑叶有抗凝血、抗动脉粥样硬化、抗病毒、抗肿瘤等作用，能抑制肿瘤细胞的生成，提高人体免疫力。

菊花，味苦，性微寒，具有清热解毒、疏风散热、明目、降压等功效，可用来防治流行性脑脊髓膜炎、流行性感冒、高血压病、肝炎、痈疖疔疮等。

枸杞，味甘，性平，入肝、肾经，具有滋补肝肾、益精明目等功效。现代药理学研究证实，枸杞具有诱导肿瘤细胞凋亡、防止正常细胞癌变、调节人体免疫力、抗氧化等作用。此外，它也常被用来改善肿瘤患者晚期的恶病质状态。

决明子，味咸、苦，性凉，归肝、胆、肾经，可祛风清热、解毒利湿。现代药理学研究证实，决明子具有保肝、增强巨噬细胞吞噬功能、促进胃液分泌等作用。

5

豆豉大枣瘦肉汤

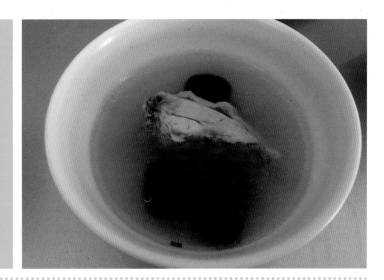

原料：

淡豆豉、猪瘦肉各 50g，大枣 7 枚，清水 9 碗，盐适量。

功效：

清热解毒，活血化瘀。

制法：

将淡豆豉、猪瘦肉、大枣洗净，放入锅中加入清水熬煮 6 小时，剩 1 碗水时加入盐即成。每日 1 次，连服 3 个月。

营养功效：

此汤适于热毒血瘀症见烦躁胸闷、腹部胀痛等患者食用。

淡豆豉，味苦，性寒，归肺、胃经，具有解表除烦宣郁和解毒等功效。主治伤寒热病之往来寒热、头痛、烦躁、胸闷等。

大枣，味甘，性温，具有益气补血、健脾和胃、祛风等功效，对过敏性紫癜、贫血、高血压病、急慢性肝炎等均有理想的疗效。现代药理学研究证实，大枣中含有的三萜类化合物及环磷酸腺苷有较强的抑制肿瘤、抗过敏作用；其含有的黄酮类化合物具有镇静、降血压的作用。

猪瘦肉，味甘，性平，归脾、胃、肾经，具有补肾滋阴、养血润燥、益气消肿等功效。猪瘦肉中含有蛋白质、碳水化合物、维生素 A、维生素 B_1、维生素 B_2、烟酸，以及钙、磷、钾、锌等。它能够促进身体发育，修复受损细胞，适于病后体虚、营养不良者食用。

七、胃癌的饮食调理

中医对胃癌的认识

胃癌多由脾胃虚弱、情志失调、饮食不节等多种因素而致。中医典籍中无"胃癌"之病名，按其临床表现分析，胃癌属祖国医学"噎膈""反胃""胃反""翻胃""胃脘痛""积聚"等范畴。临床多辨证施治，可分为肝胃不和型、脾胃虚寒型、气血双亏型。治疗时，应根据患者不同症状加减用药，如伴恶心、呕吐，可加半夏、生姜、竹茹、旋覆花、赭石、丁香、威灵仙、佩兰等；伴口舌干燥，可加石斛、麦冬、天花粉、知母等；伴大便秘结，可加火麻仁、郁李仁、大黄、芒硝、瓜蒌等；伴大便溏稀，可加儿茶、老鹳草、石榴皮、苍术、扁豆等；伴呕血、便血，可加仙鹤草、白及或云南白药内服。

胃癌的饮食原则

胃癌患者多选择易消化、富含蛋白质的软烂食物，尽量避免食用含粗纤维的食物。必须注意：不易消化的粗纤维食物易致消化道出血，可加重患者的病情。

主要饮食原则有：

1.少吃多餐

胃癌患者要避免过饱或过饥。吃得过饱，会导致胃窦部过度扩张，过多的食物会增加胃酸的分泌，加重病情。

2.选择性食用蔬菜、肉类

选择易消化、能提供足够热量及富含蛋白质、维生素 A、B 族维生素、胡萝卜素的食物，如稀饭、面条、软米饭、豆浆、蘑菇等。避免吃油煎油炸、含盐量高、刺激性强、含粗纤维多的食物，如炸麻花、豆芽、火腿、腊肉、鱼干、韭菜等。多摄取优质蛋白质以增强患者的免疫力。

3.食物务必新鲜

如食物需要放置较长时间，一定要科学地贮存，避免食用霉变食物。

4.多吃具有润肠作用的食物

为避免大便干燥,患者还需经常食用香蕉、蜂蜜等。由于患者多有饱胀、恶心、呕吐等食欲不振的症状,因此应选择易消化的食物,适量补充矿物质和维生素。

5.注意保护胃黏膜

避免摄入高盐和过烫、过冷、过硬的食物,防止损伤胃黏膜。日常饮食应有规律,少食多餐,忌暴饮暴食。

此外,胃癌患者在饮食上还要做到"五吃"。

(1)吃"苦"。苦瓜、野菜等苦味食物是维生素 B_{12} 的主要来源,其所含的氰化物对正常细胞无破坏作用,但对肿瘤细胞有较强的杀伤力,并能抑制肿瘤细胞中的细胞色素氧化酶,使之出现代谢障碍而凋亡。

(2)吃"淡"。食盐会刺激胃酸和胃蛋白酶分泌,造成胃黏膜发炎、肿胀、溃疡、出血、萎缩,易发生癌变。

(3)吃"酸"。酸味水果富含维生素 C,有抗肿瘤作用。酸奶和酸菜中的乳酸菌能把糖分解为乳酸,抑制大肠内腐败菌的滋生,减少毒素的产生,并可吞噬致癌物质,从而有效地防治结肠癌、直肠癌等。

(4)吃"生"。生的新鲜蔬菜,尤其是十字花科蔬菜含有醌和酚,醌可加速致癌物质排出体外,酚可阻止肿瘤细胞代谢。

(5)吃"素"。常吃粗粮、大豆、薯类及新鲜蔬菜、水果等,可刺激胃肠蠕动,加速有毒、有害及致癌物质的代谢,有一定的预防肿瘤作用。

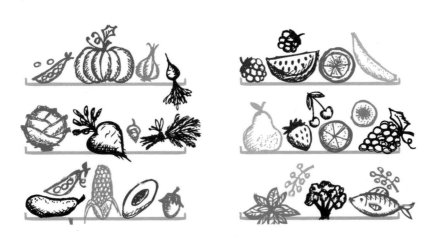

推荐药膳

1

山药蒸排骨

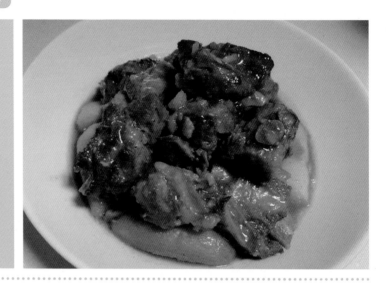

原料：

猪排骨 250g，山药 10g，五香粉 50g，料酒、酱油、盐、葱花、姜末、白糖、味精各适量。

功效：

清润开胃，益气健脾。

制法：

将猪排骨斩成块状，用料酒、酱油、盐、味精腌制 10 分钟，加入葱花、姜末、白糖、五香粉和匀。盘底放山药，上面摆放猪排骨，上笼蒸熟即可食用。

营养功效：

此药膳适于胃癌术后脾气亏虚、食少乏力、心悸气短者食用。

山药，味甘，性平，归脾、肺、肾经，具有健脾补肺、益胃补肾、固肾益精、聪耳明目、助五脏、强筋骨、延年益寿等功效。它是平补脾胃的药食两用之品，临床上常用来治疗脾胃虚弱、食少体倦、泄泻等。

猪排骨，味甘，性平，入脾、胃、肾经，具有补肾养血、滋阴润燥等功效。主治热病伤津、消渴赢瘦、肾虚体弱、产后血虚、燥咳、便秘等。

2

薏苡仁莲子粥

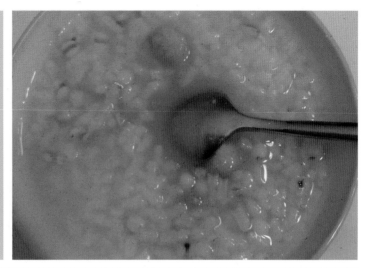

原料：
薏苡仁、莲子各 25g，粳米 100g，白糖适量。

功效：
益气养血，健脾利湿。

制法：
将薏苡仁、莲子、粳米洗净。将锅置旺火上，加适量水，煮沸，放入薏苡仁、莲子，共煮熟至软烂，再加入粳米熬煮成粥，最后撒入白糖，和匀即可。

营养功效：

此粥适于脾胃虚弱型胃癌之面色少华、纳呆食少、神疲乏力、便溏者食用。

薏苡仁，味甘、淡，性凉，入脾、胃、肺经，具有利水渗湿、健脾胃、清肺热、止泄泻等功效。其含有的薏苡仁酯是重要的抗肿瘤成分，能抑制艾氏腹腔积液肿瘤细胞的增殖，可用于治疗胃癌。

莲子，味甘、涩，性平，具有补脾和胃、养心益肾等功效。莲子善于补五脏之不足，通利十二经脉气血，使气血畅而不腐。适用于体质虚弱、心慌、失眠多梦、遗精、脾胃气虚、慢性腹泻者，以及放疗、化疗后的胃癌患者。

粳米，味甘，性平，归脾、胃、肺经，可补气健脾、除烦止渴、止泻痢。其米糠层的粗纤维分子有助于促进胃肠蠕动，对胃癌患者出现的消化不良、便秘等疗效很好。

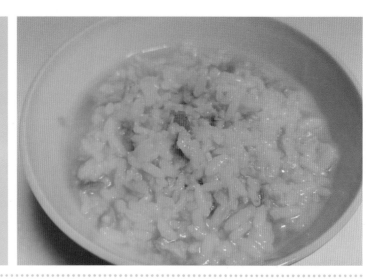

花生芝麻黄豆粥

3

原料:

花生、芝麻、黄豆各 25g，粳米 50g。

功效:

益气养血。

制法:

将以上原料洗净，黄豆研为粗末；锅内加适量水，加入花生、芝麻、黄豆末，共煮熟，加入粳米煮成稠粥，即可食用。

营养功效:

此粥适于气血两虚之胃癌患者食用。

花生，味甘，性平，具有醒脾和胃、润肺化痰、滋养调气等功效。主治营养不良、食少体弱、燥咳少痰等。

芝麻，味甘，性平，具有补肝肾、益精血、润肠燥等功效，可强壮身体、益寿延年、滋肝补肾。主治肝肾虚损、精血不足、须发早白、眩晕耳鸣、腰膝酸软。

黄豆，味甘，性平，入脾、大肠经，具有健脾宽中、清热解毒、益气补虚、解毒等功效。主治疳积泻痢、腹胀羸瘦、妊娠中毒、疮痈等。它富含异黄酮，可缓解女性更年期症状；还含有丰富的大豆卵磷脂，可预防老年性痴呆。

粳米，味甘，性平，归脾、胃、肺经，可补气健脾、除烦止渴、止泻痢。其米糠层的粗纤维分子有助于促进胃肠蠕动，对胃癌患者出现的消化不良、便秘、痔疮等疗效很好。

七、胃癌的饮食调理

4

陈皮瘦肉粥

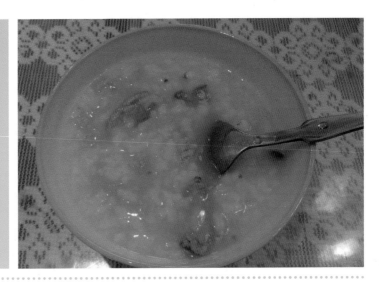

原料：
陈皮 5g，猪瘦肉 25g，粳米 50g。

功效：
行气健脾，降逆止呕。

制法：
将上述原料洗净，猪瘦肉切片，再将陈皮与粳米放入锅内，加适量水，煮至粥熟，加入猪瘦肉末，再煮至熟烂，即可食用。

营养功效：

此粥适于有脘腹胀痛、嗳气、呕吐者食用，气虚及阴虚燥咳者不宜食用。

陈皮，味苦、辛，性温，归肺、脾经，具有通气健脾、燥湿化痰、解腻留香、降逆止呕等功效。其含有的挥发油可温和地刺激胃肠道，促进消化液分泌，从而排出肠道内的积气。

猪瘦肉，味甘，性平，归脾、胃、肾经，具有补肾养血、滋阴润燥等功效。主治热病伤津、消渴羸瘦、肾虚体弱、产后血虚、燥咳、便秘等。

粳米，味甘，性平，归脾、胃、肺经，可补气健脾、除烦止渴、止泻痢。其米糠层的粗纤维分子有助于促进胃肠蠕动，对胃癌患者出现的消化不良、便秘、痔疮等疗效很好。

八、大肠癌的饮食调理

中医对大肠癌的认识

中医认为，本病多因饮食不节、忧思抑郁、久泻久痢、劳倦体虚，或复感外邪，或湿毒蕴结于内而引起。患者脾胃受损，水谷精微不能运化输布，以致湿浊内生。加之五脏虚衰，正气不足，易受外邪侵袭，日久邪毒滞于肠道，积聚成块，阻塞肠道，致排便艰难或粪便变细、变形；又或湿毒久蕴，化热灼伤血络，则见便血；或热毒炽盛，肉腐络伤，则便下脓血、恶臭难闻；或久泻久痢，肾阳不足，不能温运脾阳，而致脾肾阳虚。久病累及肝肾，精血亏虚，出现肝肾阴虚，终至神离气脱，阴阳离决。

大肠癌的饮食原则

大肠癌中的结直肠癌患者常会出现腹泻、恶心等症状，故这类患者需做好饮食护理。总的原则如下：

1.选择易于消化的食物

结直肠癌患者多有反复发作、迁延不愈的腹泻，且胃肠消化、吸收功能变差，故饮食上应注意多摄取易于消化、吸收的食物，少吃或不吃富含饱和脂肪和胆固醇的食物，如肥肉、动物内脏等。

2.多吃富含水分的食物

由于患者排便次数增多或晚期患者有长期发热、出汗等症状，易损伤津液，故宜多饮水或汤羹，主食可选粥、面条、馄饨等半流质食物。

3.宜清淡饮食

因结直肠癌患者多便中带血，晚期患者经常大量便血，故应少食或不食辛辣刺激性食物。为缓解其食欲不振、恶心，甚至呕吐等症状，更应摄取清淡食物，忌烟熏、油炸类食物。

4.多摄入富含膳食纤维的食物

膳食纤维有较强的吸水性，可使粪便成形，利于排出，同时它也可减少肠道中致癌物质的积聚，降低大肠癌的发生率。富含膳食纤维素的食物有魔芋、大豆及其制品、新鲜蔬菜、水果、藻类等。肠癌患者的主食可用部分粗粮来替代细粮，可适量食用核桃、花生、奶制品等以补充维生素 E，还可多摄取麦芽、鱼类、蘑菇等富含微量元素硒的食物。

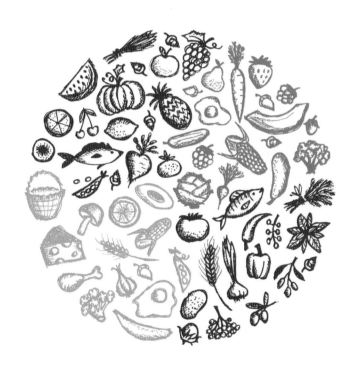

推荐药膳

马齿苋绿豆汤

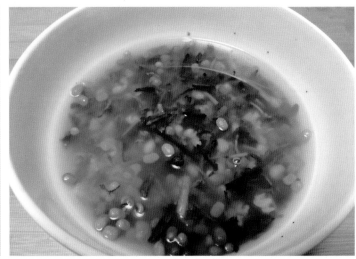

1

原料:
新鲜马齿苋 120g(或干品 60g),绿豆 60g。

功效:
清热解毒,利水消肿。

制法:
将上述原料洗净,放入锅内,加适量水,煎成汤液。每日 1~2 次,连服 2~3 周。

营养功效:

此汤适于湿热蕴结型大肠癌患者食用。脾虚泄泻者不宜食用。

马齿苋,味酸,性寒,归大肠、肝经,具有抗菌、抗病毒、增强免疫力等功效。现代药理学研究证实,马齿苋能抑制结肠癌、肺癌、肝癌等肿瘤细胞的生长,也能减轻化疗药物所致的骨髓抑制、免疫功能低下等。大肠癌患者在使用氟尿嘧啶、伊立替康等药物进行化疗时,易出现呕吐、腹泻和血钾偏低,而马齿苋可保持人体细胞内外的钾处于正常水平。

绿豆,味甘,性凉,归心、胃经,具有清热解毒、止渴消暑等功效。现代药理学研究证实,绿豆中含有的绿豆蛋白、鞣质和黄酮类化合物可与有机磷农药、汞、铅化合物等结合,使其失去毒性,且不易被胃肠道吸收,从而起到解毒作用。绿豆中含有许多生物活性物质,如香豆素、生物碱等,对肿瘤细胞有明显的抑制作用。

八、大肠癌的饮食调理

2

赤小豆薏苡仁汤

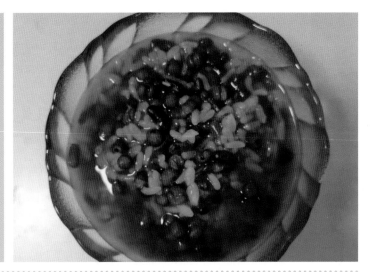

原料：

赤小豆 50g，粳米 50g，薏苡仁 30g，白糖适量。

功效：

清热利水，凉血解毒。

制法：

将赤小豆、薏苡仁洗净、浸透，锅内加入适量水，以小火煮烂，再加入粳米共煮成粥，最后加适量白糖即可。

营养功效：

　　本汤适于湿热蕴结型的大肠癌患者食用。脾虚泄泻者不宜食用。

　　赤小豆具有利水消肿、清热解毒、消痈、润肠通便等功效，是治疗大肠癌的常用中药之一。常食赤小豆或薏苡仁可改善患者脾虚湿盛的症状。赤小豆的药用价值和食用价值都比较高，有良好的促进排便和利尿的作用。

　　薏苡仁，味甘、淡，性凉，归脾、胃、肺经，具有利水渗湿、健脾胃、清肺热、止泄泻等功效。其含有的薏苡仁酯是重要的抗肿瘤成分，能抑制艾氏腹腔积液肿瘤细胞增殖，可用于治疗胃癌。

　　粳米，味甘，性平，归脾、胃、肺经，可补气健脾、除烦止渴、止泻痢。其米糠层的粗纤维分子有助于促进胃肠蠕动，对膀胱癌患者出现的消化不良、便秘、痔疮等疗效很好。

3

泥鳅炖豆腐

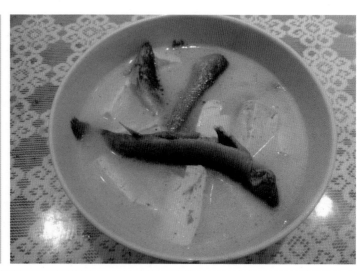

原料：

泥鳅 500 g，豆腐 250 g，盐、葱、姜各适量。

功效：

清热利湿,益气和中。

制法：

将泥鳅去鳃、去内脏，洗净后放入锅中，加少许盐、水适量，清炖至五成熟，再加入豆腐，炖至鱼熟，撒上葱、姜即可。

营养功效：

此药膳适于湿热蕴结型大肠癌患者食用。

泥鳅，味甘，性平，归脾经，具有补中益气、健脾和胃、清热解毒等功效。现代药理学研究证实,泥鳅多糖能够通过诱导肿瘤细胞凋亡而抑制肿瘤细胞增殖。此外，其含有的黑色素、硒、凝集素等活性物质也能抑制肿瘤细胞生长。

豆腐，常食可补中益气、清热润燥、生津止渴。适于口臭口渴、热性体质的患者食用。其含有的豆甾醇是抑制肿瘤的有效成分，可预防大肠癌。

八、大肠癌的饮食调理

4

桃花粥

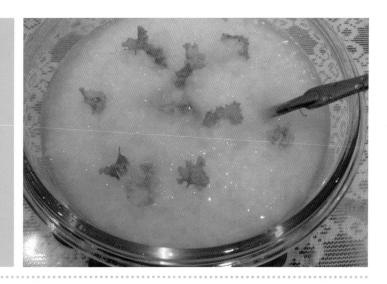

原料：
鲜桃花（瓣）10 g（或干品 2 g），粳米 30 g。

功效：
利水，活血，通便。

制法：
将桃花（瓣）与粳米洗净后，一同放入锅内，加适量水，共煮成粥。隔日服 1 次，连服 7~14 次。

营养功效：

此粥适于气滞血瘀型大肠癌患者食用，尤其是有燥热便秘者。便通即停，不可久服。

桃花，味甘、辛，性温，归心、肺、大肠经，具有解毒和中、活血通便等功效，常用于大肠癌的治疗。

粳米，味甘，性平，归脾、胃、肺经，可补气健脾、除烦止渴、止泻痢。其富含蛋白质、维生素，能降低胆固醇，降低心脏病和脑卒中的发病率。其米糠层含有粗纤维分子，有助于促进胃肠蠕动，对胃病、便秘、痔疮等疗效较好。此外，它还能预防过敏性疾病，提高人体免疫力，预防脚气病、老年斑等。

5

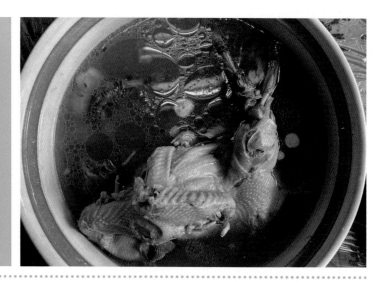

参芪炖鸡

原料：

老母鸡1只（约1500g），党参30g，黄芪10g，大葱、姜各适量。

功效：

温补脾肾。

制法：

将老母鸡去内脏、洗净，再将黄芪、党参、大葱、姜装入鸡腹中，锅内加适量水，先大火煮开，再以小火炖至熟烂即可。

营养功效：

此药膳适于大肠癌之脾肾阳虚患者食用。

老母鸡，对营养不良、畏寒怕冷、乏力疲劳、月经不调、贫血、虚弱等有很好的食疗作用，且鸡肉中含有对人体生长发育起重要作用的磷脂。

党参，味甘，性平，归脾、肺经，可补中益气、健脾益肺。

黄芪，味甘，性微温，归脾、肺经，可补气生血，增强人体免疫力。

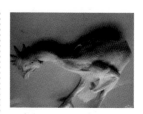

九、膀胱癌的饮食调理

中医对膀胱癌的认识

中医认为，本病为患者长期感受毒邪侵袭致脾肾两亏或身体素虚致脾肾不足所致。脾主运化，肾主气化，运化失司，气化不利，则水湿内停，日久生热，湿热下注于膀胱而致尿频、尿急、尿痛。热灼络脉，迫血妄行，或气虚摄血无力而致血离经脉，发为血淋、尿血。本病在中医属"尿血""癃闭""血淋"范畴。

膀胱癌的饮食原则

禁食油腻、煎炸、熏烤、辛辣、腌制、发霉的食物。

膀胱癌患者在病程中或经放疗、化疗后，常有恶心、呕吐、脘腹坠胀、食欲不振等症状，故宜选择清淡、易于消化的食物，少食多餐。

膀胱癌患者如反复尿血，日久耗精伤血，可出现严重贫血、营养障碍、代谢紊乱，患者常表现出虚弱、乏力、消瘦等症状，故饮食上应注意摄取富含蛋白质、维生素的食物，如牛奶、蛋类、桑葚、绿叶蔬菜等。

膀胱癌的饮食注意事项

1.改善膀胱癌患者长期血尿造成的贫血症状

膀胱癌的主要临床表现是反复出现血尿，或全程血尿，或终末血尿，或尿有血块，或因血块阻塞尿道而致排尿不畅。长期尿血可致患者贫血，故膀胱癌患者的饮食宜以凉血止血、清热止血、养血止血为原则，可选用白茅根、生地黄、生地榆、生侧柏叶、三七、鲜藕、白及、芥菜、薏苡仁、鲜土茯苓调治。

2.改善膀胱癌患者的尿痛症状

因血块阻塞尿道而致排尿不畅，大部分膀胱癌患者都会有尿痛症状，因此，可通过散瘀止痛、清热凉血止痛的饮食来调理、改善这种症状。

推荐药膳

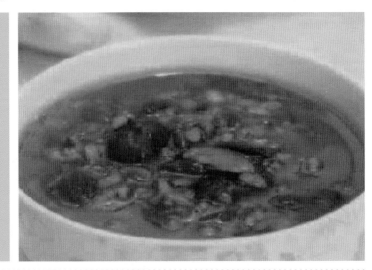

龙眼大枣粥

1

原料：

龙眼肉 15g，大枣 3~5 枚，粳米 100g。

功效：

养心补脾，滋补强壮。

制法：

将上述原料洗净后放入锅内，加适量水，同煮成粥。

营养功效：

此粥适于由膀胱癌长期血尿造成贫血症状的患者食用。

龙眼肉，味甘，性温，归心、脾经，具有补益心脾、养血宁神、健脾止泻、利尿消肿等功效。它能有效改善膀胱癌患者因长期尿血而引起的贫血症状。

大枣，味甘，性温，具有补中益气、养血生津、滋阴补阳、补血等功效。

粳米，味甘，性平，归脾、胃、肺经，可补气健脾、除烦止渴、止泻痢。其米糠层的粗纤维分子有助于促进胃肠蠕动，对肿瘤患者出现的消化不良、便秘、痔疮等疗效很好。

九、膀胱癌的饮食调理

2

薏苡仁大枣粥

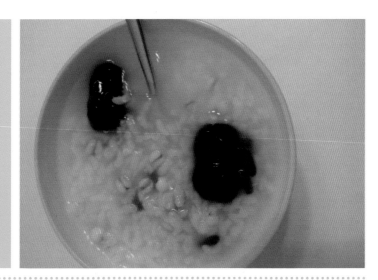

原料：

薏苡仁 50 g，大枣 15 枚，粳米 100 g，白糖适量。

功效：

滋阴补血。

制法：

将上述原料洗净后放入锅内，加适量水，同煮成粥。食用时，可加适量白糖调味。

营养功效：

此粥适于由膀胱癌长期血尿造成贫血症状的患者食用。

薏苡仁，味甘、淡，性凉，归脾、胃、肺经，具有健脾补肺、利湿解毒、清热排脓等功效。现代药理学研究证实，薏苡仁具有解热镇痛、抗肿瘤、免疫调节、降脂减肥、抗病毒、抑制胰蛋白酶、诱发排卵等药理活性，还具有诱导肿瘤细胞凋亡、抑制肿瘤细胞转移、影响肿瘤基因表达、抗肿瘤药物多药耐药性、抗肿瘤血管生成等作用。

大枣，味甘，性温，具有补中益气、养血生津、滋阴补阳、补血等功效。

粳米，味甘，性平，归脾、胃、肺经，可补气健脾、除烦止渴、止泻痢。其米糠层的粗纤维分子有助于促进胃肠蠕动，对肿瘤患者出现的消化不良、便秘、痔疮等疗效很好。

3

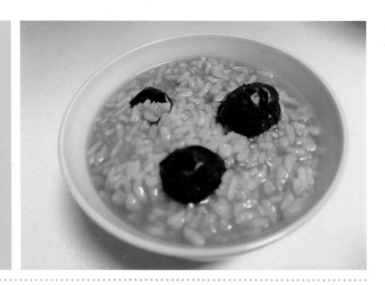

首乌大枣粥

原料：

制首乌60g，大枣3~5枚，粳米100g，红糖调味。

功效：

补肝益肾，养血理虚。

制法：

先以制首乌煎取浓汁，去渣，再加入大枣、粳米共煮成粥。粥将成时，加入适量红糖，再煮1~2沸即可。温热服。首乌忌铁器，故煮粥时应选用砂锅或搪瓷锅。

营养功效：

此粥适于由膀胱癌长期血尿造成贫血症状的患者食用。

制首乌，具有补肝肾、益精血、乌须发、强筋骨的功效。适用于血虚萎黄、眩晕耳鸣、解毒、利湿通淋的患者，对膀胱癌患者尿痛、尿涩等症状有效。

大枣，味甘，性温，具有补中益气、养血生津、滋阴补阳、补血等功效。

粳米，味甘，性平，归脾、胃、肺经，可补气健脾、除烦止渴、止泻痢。其米糠层的粗纤维分子有助于促进胃肠蠕动，对肿瘤患者出现的消化不良、便秘、痔疮等疗效很好。

4

葡萄莲藕生地饮

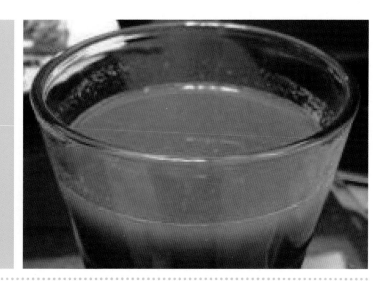

原料：

鲜葡萄榨汁 100ml，鲜莲藕榨汁 100ml，鲜生地榨汁 60ml，少量蜂蜜。

功效：

清热凉血，利尿通淋。

制法：

将上述汁液混合后，放入瓦罐中，煮沸，调入适量蜂蜜，温服。

营养功效：

此汁适用于气滞血瘀型的膀胱癌患者，尤其是燥热便秘者。便通即停，不可久服。

葡萄，味甘、微酸，性平，归肺、脾、肾经。现代药理学研究发现，葡萄中含有的花色素、类黄酮等具有抑制肿瘤细胞增殖和抑制肿瘤新生血管形成的作用。

莲藕，味甘，性平，无毒，具有清热生津、凉血散瘀等功效。现代药理学研究证实，莲藕中提取的桦木酸可抑制肿瘤细胞分裂，调节人体免疫力。

生地，味甘，性寒，归心、肝、肾经，具有清热凉血、养阴生津等功效，适于血热妄行、尿血的患者，能有效改善膀胱癌患者的尿痛症状。

5

赤小豆鸡内金粥

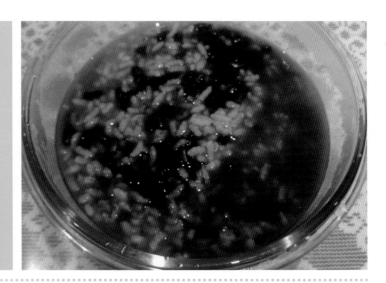

原料:

赤小豆 30 g,粳米 50 g,鸡内金(研为细末)15 g。

功效:

清热利尿。

制法:

将赤小豆与粳米洗净,加适量水,共煮成粥。粥将熟时,加入鸡内金末,再共煮至粥成,即可食用。

营养功效:

此粥可用来辅助治疗膀胱癌合并感染所致的尿急、尿痛、小腹胀满。

赤小豆,有良好的祛湿利尿作用,能清除体内毒素和多余的水分,促进人体新陈代谢,抑制肿瘤细胞的生长、扩散。

粳米,富含蛋白质、维生素,能降低胆固醇,降低心脏病和脑卒中的发病率。其米糠层含有粗纤维分子,有助于促进胃肠蠕动,对胃病、便秘、痔疮等疗效较好。此外,它还能预防过敏性疾病,提高人体免疫力,预防脚气病、老年斑等。

鸡内金,又名"鸡肫""鸡胗",味甘,性寒,归脾、胃、小肠、膀胱经,具有消食健胃、助消化、涩精止遗等功效。现代药理学研究证实,它能促进胃液分泌,帮助消化,故适于消化不良、面色萎黄、小儿疳积、食积胀满、肠结核患者食用。研末食用效果比煎剂好。

6

大麦粥

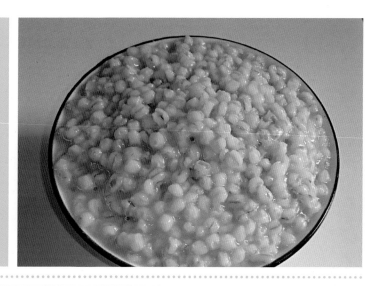

原料：

大麦 75~100g，白糖或红糖少许。

功效：

益气调中，消积进食。

制法：

将大麦洗净，加适量水煮粥，将熟时加入白糖或红糖调匀，作早餐食用。

营养功效：

此粥适于脾胃虚弱、面黄肌瘦、少气乏力的患者食用。

大麦，具有和胃、宽肠、利水等功效，可治食滞泄泻、小便淋痛、水肿、烫火伤。适于消化不良者食用。肝病患者、食欲不振或伤食后出现腹胀者或妇女回乳时出现乳房胀痛者，可食大麦芽。

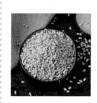

7

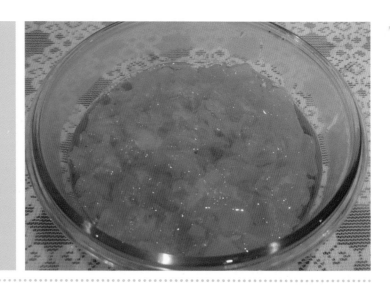

银耳羹

原料：

银耳 20g，适量冰糖调味。

功效：

补肾养血。

制法：

将银耳泡发、洗净后，加适量水和冰糖，炖服。每日 1 次。

营养功效：

此羹可改善患者血虚精亏之症。

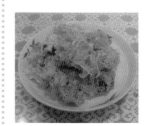

银耳，味甘、淡，性平，归肺、胃、肾经，具有润肺生津、滋阴养胃、益气和血、强心健脑等功效。银耳的主要有效成分银耳多糖和银耳孢子多糖能增强单核－巨噬细胞系统功能，可增强体液免疫、细胞免疫功能，故能全面提升人体免疫力。现代药理学研究证实，银耳的抗肿瘤作用与其免疫增强作用密切相关，它能对肿瘤细胞产生直接的毒性作用，既"扶正"又"祛邪"。银耳孢子多糖具有明显的抗肿瘤作用，与化疗药合用可以增效减毒。银耳多糖还具有抗衰老、升高白细胞、抗溃疡、抗血栓、降血糖、抗炎等生物活性。

十、乳腺癌的饮食调理

中医对乳腺癌的认识

中医认为，乳腺癌的发病多为情志内伤、禀赋异常、饮食因素、外感六淫所致，肝、脾、肾三脏功能失调而出现气郁、痰浊、血瘀、热毒蕴结乳络。临床以乳腺出现无痛性肿块为主要表现。

乳腺癌的饮食原则

1.宜选择多样化平衡饮食

平衡饮食是指粗粮、杂粮比例适当，饮食以富含热量、纤维素、矿物质及维生素 A、维生素 C、维生素 E、维生素 K、叶酸等易于消化和吸收的食物为主，如玉米、糙米、全麦面、蜂蜜、蔗糖、瘦肉、蛋类、豆类、鲜奶、菌菇类、胡萝卜、竹笋、南瓜、黄瓜、菠菜、白菜、芹菜、番茄。患者根据病情，在医生的指导下适当选择人参、枸杞、山药、灵芝、冬虫夏草等食用。注意减少脂肪的摄入，如少食肥肉、乳酪、奶油等。

2.忌食食物

忌食生葱、蒜及油腻、荤腥厚味、发霉等食物，忌饮酒，宜多食海带、海藻、紫菜、牡蛎、芦笋、猕猴桃等具有软坚散结功效的食物。

乳腺癌的饮食注意事项

1.术后饮食

术后患者易出现贫血症状，应给予益气养血、理气散结之品，如山药、糯米、菠菜、丝瓜、海带、鲫鱼、泥鳅、大枣、橘子、山楂、玫瑰花等。

2.放疗期间饮食

放疗时，患者易出现耗伤阴津之症，宜多食甘凉或略寒、滋润之品，如杏仁霜、枇杷、白梨、莲藕、香蕉等。

3.化疗后饮食

化疗后，患者易出现消化道反应和骨髓抑制的症状，可食用具有和胃降逆、益气养血功效之品，如鲜姜汁、甘蔗汁、佛手、番茄、薏苡仁、粳米、白扁豆、灵芝、黑木耳等。

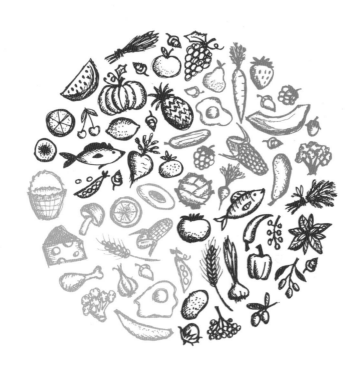

推荐药膳

1

山药炖老鸭

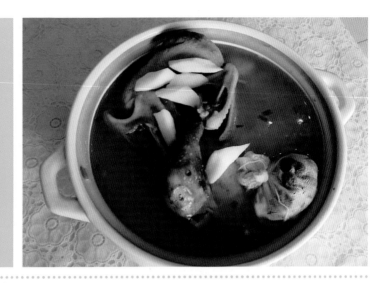

原料：

老鸭 1 只，山药 20 g，鸡内金 12 g，橘叶 25 g，料酒、盐、姜、葱、胡椒、味精各适量。

功效：

理气散结，健脾渗湿。

制法：

将鸭子去毛、爪及内脏，洗净，切块，入沸水中焯烫，洗去浮沫。将山药、橘叶、鸡内金一并用纱布包好、扎紧。砂锅内加水，放入鸭块、药包、料酒、盐、姜、葱、胡椒，先用大火煮沸，再改小火炖 2 小时，加味精调味即可。

营养功效：

此膳适于气机郁滞、脾胃虚弱的乳腺癌患者食用。

鸭肉，味甘，性凉，富含蛋白质、铁、钾、烟酸等营养素。烟酸是人体重要辅酶的成分之一，经常食用可有效保护心肌细胞。

山药，味甘，性平，归脾、肺、肾经，含有黏蛋白、山药碱、淀粉、碘、铁等营养素。其含有的大量黏蛋白能延缓动脉粥样硬化的发生。

鸡内金，味甘，性寒，归脾、胃、小肠、膀胱经，具有消食健胃、涩精止遗等功效。

橘叶，味苦，性平，具有疏肝行气、化瘀消肿毒等功效，可用来治疗胁痛、乳痈、肺痈等。

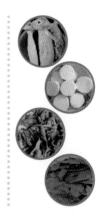

2

萝卜老鸭汤

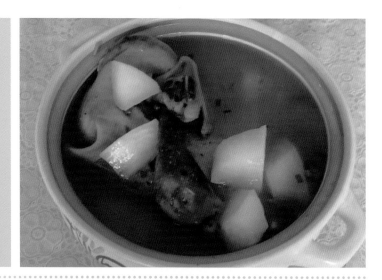

原料：

老鸭1只，白萝卜1个，葱、姜、料酒、盐、味精各适量。

功效：

补血和中，养胃生津，解毒，止咳。

制法：

将鸭子去毛、爪及内脏，洗净，切块，入沸水中焯烫，洗去浮沫。白萝卜去皮，切块，洗净，冷水下锅，焯水后捞起。在砂锅内倒入开水，加入鸭肉、葱、姜，大火烧开，加入料酒，撇清浮沫，大火烧开5分钟后转小火炖2小时，再加入白萝卜转大火煮熟，加盐、味精调味。

营养功效：

此汤适于乳腺癌术后气血亏虚、食欲不振的患者食用。

鸭肉，味甘，性凉，具有滋阴补虚等功效。鸭肉富含蛋白质、烟酸、铁、钾等营养素。烟酸是构成人体重要辅酶的成分之一，经常食用可有效保护心肌细胞。

白萝卜，味甘、辛，性微凉，具有健胃消食、顺气解郁、止咳化痰、治喘利尿、醒酒补虚等功效。其含有的酶类物质能分解亚硝胺，使致癌物质失去作用，且含有的木质素可使人体内的巨噬细胞活力增强2~3倍。此外，其含有的干扰素诱生剂具有抗肿瘤、抗病毒的作用，对食管癌、胃癌、乳腺癌、宫颈癌等均有显著的抑制作用。

3

鲫鱼山药粥

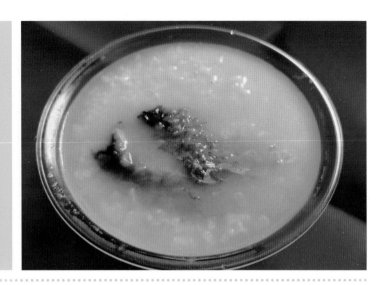

原料：

鲜鲫鱼1条，山药50g，粳米100g，盐少许。

功效：

健脾利湿，益气养阴。

制法：

先将鲫鱼洗净、去内脏及鳞，山药研成细末，将鲫鱼与粳米一同放入锅中，加水共煮成粥，待粥将熟时，加入山药及盐略煮即成。

营养功效：

此粥适于有倦怠无力、食欲不振、水肿等症状的乳腺癌术后患者食用。

鲫鱼，味甘，性平，归脾、胃、大肠经，可健脾利湿、和中开胃、活血通络、温中下气。

山药，味甘，性平，归脾、肺、肾经，可健脾补肺、益胃补肾、固肾益精，能加快组织修复，延缓恶性肿瘤的进展。

粳米，味甘，性平，入脾、胃、肺经，具有补气健脾、除烦渴、止泻痢等功效。其米糠层含有粗纤维分子，能促进胃肠蠕动。

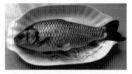

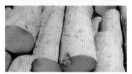

4

芪杞炖乳鸽

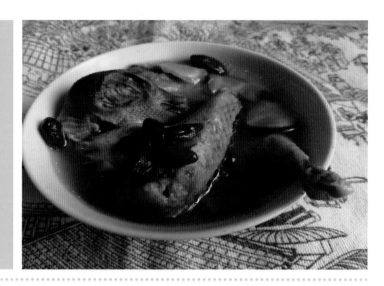

原料:

黄芪、枸杞各 30g,乳鸽 1 只,盐、味精、葱、生姜、料酒各适量。

功效:

补气养血,滋补肝肾。

制法:

将乳鸽去毛及内脏,洗净,放入炖盅内,加适量水,再加入黄芪、枸杞、盐、葱、生姜、料酒。将炖盅放入锅内,隔水炖熟。食用时,可加味精少许。

营养功效:

本品主治乳腺癌术后之气血不足、肝肾两虚、免疫功能低下等。

黄芪,味甘,性微温,归脾、肺经,可补气生血,增强人体免疫力。

枸杞,味甘,性平,归肝、肾经,可滋补肝肾、益精明目。现代药理学研究证实,枸杞具有诱导肿瘤细胞凋亡、防止正常细胞癌变、调节人体免疫力、抗氧化等作用。此外,它也常用来改善肿瘤患者晚期的恶病质状态。

乳鸽,味咸,性平,归肺、肝、肾经,可滋补肝肾、补益气血。

5

大枣炖兔肉

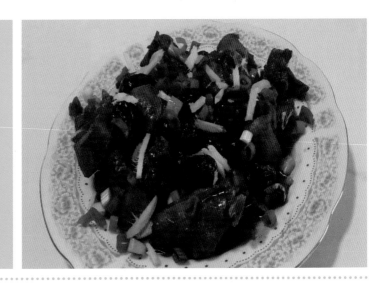

原料：

大枣 60 g，兔肉 250 g，料酒、葱花、姜末、盐、味精、五香粉、芝麻油各适量。

功效：

双补气血。

制法：

先将大枣洗净，放入碗中，备用。再将兔肉洗净，入沸水锅中焯透、捞出，用清水过凉，切成小块，与大枣一同放入砂锅内，加适量水，以大火煮沸，烹入料酒，改用小火煨炖 40 分钟。待兔肉熟烂，加入葱花、姜末、盐、味精、五香粉、拌匀，再煨煮至沸，淋入芝麻油即成。

营养功效：

　　本品主治气血两虚型肿瘤患者术后神疲乏力、精神不振等症。

　　大枣，味甘，性温，归脾、胃经，可健脾益胃、补气养血、缓和药性。

　　兔肉，味甘，性凉，归脾、胃、大肠经，可补中益气、凉血解毒、清热止渴，用于改善气血两虚型乳腺癌患者术后出现的神疲症状。

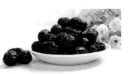

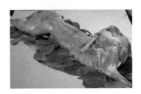

6

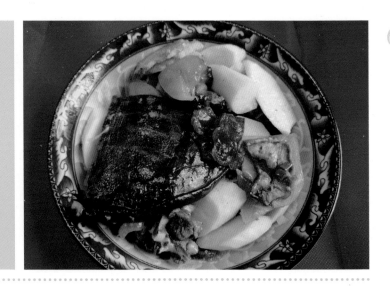

山药龙眼炖甲鱼

原料：

山药200g，龙眼肉25g，甲鱼1只（约500g），料酒、葱花、姜末、盐、味精、五香粉、芝麻油各适量。

功效：

健脾益气，养阴生津。

制法：

先将甲鱼放入沸水锅中焯烫，捞出，剁去头、爪，揭去甲鱼壳盖，抽去气管、内脏，洗净，切成小块，备用。再将山药洗净、去皮，切片，与洗净的龙眼肉、甲鱼一同放入炖盅内，加适量水，再加料酒、葱花、姜末，上笼，用大火炖至甲鱼肉熟，最后加入盐、味精、五香粉、芝麻油各适量，拌匀即成。

营养功效：

此膳适于久病体虚或放疗、化疗后出现口干舌燥、小便短赤、五心烦热、消瘦乏力等症的肿瘤患者食用。

山药，味甘，性平，归脾、肺、肾经，具有健脾补肺、益胃补肾、延年益寿等功效。它是平补脾胃的药食两用之品，临床上常用来治疗脾胃虚弱、食少体倦、泄泻等症。

龙眼肉，味甘，性温，归心、脾经，有养心益智、补心安神、养血壮阳、益脾开胃、润肤美容等功效，适于体弱贫血或年老体衰或久病体虚者食用。

甲鱼，味甘，性平，归肝、脾经，具有养阴凉血、清热散结等功效，适于久病阴虚、骨蒸劳热、消瘦烦渴者食用。

7

山楂甜橙莲子糊

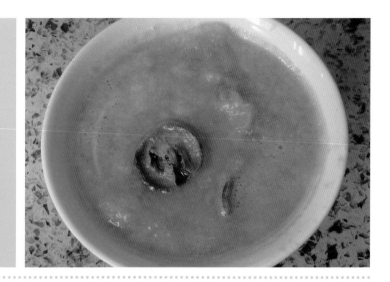

原料：

山楂 15g，甜橙 1 个（榨汁备用），石莲子 60g（研粉），白糖或冰糖适量。

功效：

行气祛瘀，消食开胃。

制法：

锅中加适量水和山楂，共煮 30 分钟，加白糖或冰糖适量，放入莲子粉调糊，再加鲜橙汁拌匀，温服。

营养功效：

此膳适于体质虚弱、不思饮食之乳腺癌患者食用。

山楂，味酸、甘，性微温，归脾、肝二经，具有活血祛瘀、消食除积等功效。若以甘药佐之，可化瘀血而不伤新血，开郁气而不伤正气，其性尤平也。

甜橙，味甘，性微温，归肝经，有疏肝理气、消积的功效。

石莲子，为老熟的莲子，味甘、涩，性寒，归心、脾、肾经，具有补脾开胃、清心宁神、清湿热、涩精止泻等功效。

玫瑰黑豆泥鳅汤

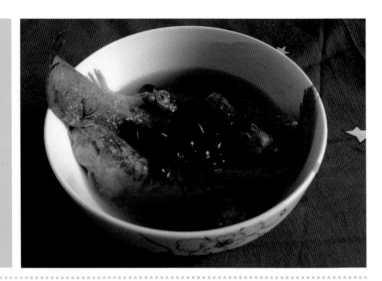

8

原料：

玫瑰花10g（去蒂），黑豆30g，泥鳅250~500g，盐适量。

功效：

疏肝解毒，补中和胃。

制法：

先将黑豆及泥鳅洗净，一同放入锅内，加水炖至黑豆熟烂，再放入玫瑰花，以小火炖20分钟，加盐，调味服食。

营养功效：

此汤适于脾胃虚寒型的肿瘤患者或肿瘤放疗、化疗后营养不良的气虚患者食用。

玫瑰花，味甘、微苦，性温，归肝、脾经，具有理气解郁、和血散瘀等功效。

黑豆，味甘，性平，归脾、肾经，富含蛋白质、脂肪及多种维生素，具有解毒利水、滋肾补中等功效。

泥鳅，味甘，性平，归脾经，具有补中益气、健脾和胃、清热解毒等功效。现代药理学研究证实，泥鳅多糖能够通过诱导肿瘤细胞凋亡而抑制肿瘤细胞增殖。此外，其含有的黑色素、硒、凝集素等活性物质也能抑制肿瘤细胞生长。

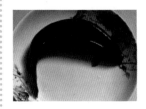

十一、宫颈癌的饮食调理

中医对宫颈癌的认识

中医认为，宫颈癌多由七情损伤引起肝郁气滞、损伤冲任，终致肝、脾、肾诸脏虚损。临床以接触性出血、阴道排液为主要表现。当癌肿压迫或累及输尿管时，可引起输尿管梗阻、肾盂积水及尿毒症；晚期可有贫血、恶病质等全身衰竭症状。

宫颈癌的饮食原则

1.宜以高蛋白质饮食为主

平时应加强营养，适当补充富含蛋白质的食物，如牛肉、家禽、鱼类等，尤其在手术或化疗之后。

2.多食富含维生素的食物

如新鲜的蔬菜和水果，保持大便通畅。

3.体内有湿热者

饮食宜选清淡之品（如黄瓜、苦瓜、丝瓜），以及具有抗肿瘤作用的食物（如香菇）。

4.体质虚弱者

宜多食具有增强体质、滋补功效的甲鱼、墨鱼等。

5.忌食肥腻甘醇、辛辣香窜之品

油煎烤炸类食物易生燥热或易致出血，均应忌食。此外，生冷、质地坚硬、难消化、滋腻厚味之品亦应忌食。

宫颈癌的饮食注意事项

1. 有出血倾向的宫颈癌患者

可选有助于增强凝血功能的芥菜、黑木耳、香菇、蘑菇、淡菜、藕粉、海参、蚕豆等食用。

2. 有水肿，特别是下肢水肿的患者

宜多食赤小豆、玉米须、鸭肉、泥鳅、鲤鱼、文蛤、椰浆等食物以利水除湿。

3. 宫颈癌伴有白带、腰痛的患者

可适当选食乌贼、牡蛎、甲鱼、扁豆、赤小豆、白果、桑葚、莲子、芡实、核桃仁、薏苡仁、栗子、梭子蟹、海带、韭菜、芹菜、文蛤等。

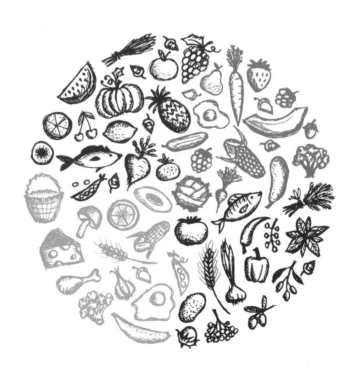

推荐药膳

红豆大枣汁

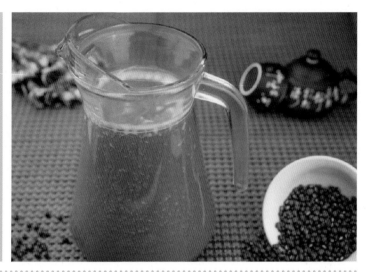

原料：
红豆 100g，大枣 5 枚，冰糖适量。

功效：
利水消肿，补益气血。

制法：
将红豆、大枣洗净，大枣去核，一起放入榨汁机中，加入适量凉开水，榨汁。根据个人口味加入冰糖调味。

营养功效：

此饮适于气血不足的宫颈癌患者食用，尤其是伴下肢水肿、腹腔积液的患者食用。

红豆，味甘、酸，性平，归心、小肠经，具有利水消肿的功效，可用来改善宫颈癌所致的下肢水肿。

大枣，味甘，性温，归脾、胃经，具有健脾益胃、补气养血、缓和药性等功效，能提高人体免疫力。

2

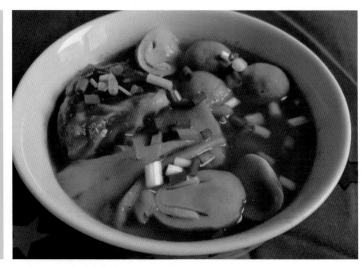

双菇番茄汤

原料：

草菇 80g，蘑菇 80g，番茄 100g，芝麻油 10g，盐、味精、葱花各适量。

功效：

消食滋阴，护肝健胃。

制法：

将草菇、蘑菇洗净，切片；番茄洗净，去蒂，切片。将上述食材放入煮开的汤中续煮 2~3 分钟，再加入盐、葱花和味精，淋少许芝麻油以增香味。

营养功效：

此汤适于症见口干口臭、食欲不振之脾胃虚弱的患者食用。

草菇，味甘、微咸，性寒，无毒，具有清热解毒、补脾益气、消脂等功效。其蛋白质含量高，所含氨基酸种类较全，还含有多种维生素和微量元素，是提高人免疫力的佳品。此外，其含有的含氮浸出物和嘌呤碱能抑制肿瘤细胞的生长。

蘑菇，味甘，性平，归胃、肠、肺经。可下调 Bcl-2 蛋白，上调 Bax 蛋白，具有诱导细胞凋亡的作用，从而抑制肿瘤细胞增殖。

番茄，味酸、甘，性微寒，具有清热止渴、养阴生津、健胃消食等功效，可改善口渴、食欲不振等症状。它富含维生素和钙、磷、钾等矿物质，每天食用 50~100g 新鲜番茄，即可满足人体对维生素、矿物质的需要。番茄中含有的番茄红素具有调控细胞生长代谢的作用，对前列腺癌、肝癌、肺癌、乳腺癌、膀胱癌、子宫癌、皮肤癌等均有预防作用。

3

荠菜丸子

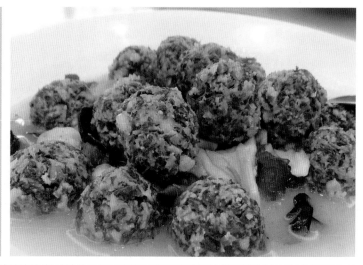

原料:

荠菜150g,鸡蛋1个,面粉50g,盐适量。

功效:

清热利水,凉血止血。

制法:

将荠菜洗净,滤水,搅碎,加入盐、鸡蛋、面粉拌匀(面粉不能加多,加多了吃起来太硬),搓成球状;水烧开后,将荠菜丸子上锅蒸20分钟即可。

营养功效:

此膳适于因血热而致出血的患者食用。

荠菜,味甘,性凉,归肝、胃经,具有清热利水、凉血止血等功效。现代药理学研究证实,荠菜所含的荠菜酸,有明显的止血作用。荠菜含有丰富的胆碱、乙酰胆碱,可避免脂肪在肝脏堆积,也能降低血液中的胆固醇含量。荠菜含有丰富的维生素C和胡萝卜素,能预防肿瘤、心脏病、哮喘、白内障等,其含有的黄酮类化合物不仅能使致癌物失去作用,还具有抗病毒的功效。

鸡蛋,味甘,性平,归肺、脾、胃经,具有养心安神、滋阴润燥之功效。它含有丰富的蛋白质、维生素、铁、钙、钾等,其中蛋白质对肝脏组织损伤有修复作用;鸡蛋还富含DHA、卵磷脂、卵黄素,能健脑益智,改善记忆力;鸡蛋含有较多的B族维生素和其他微量元素,可以分解、氧化人体内的致癌物质,有预防肿瘤的作用。

4

白菜虾仁面

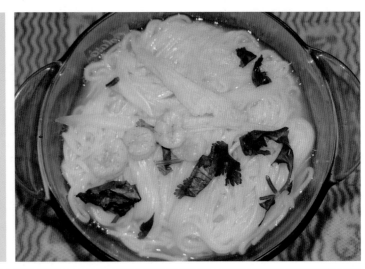

原料:

面条 50 g, 大白菜 50 g, 虾仁 15 g, 香菜 5 g, 色拉油 100 ml, 酱油、盐、大葱、芝麻油、荬粉、姜汁各适量。

功效:

补虚损, 强气力, 开胃。

制法:

将大白菜洗净, 大葱切末; 锅烧热, 放入色拉油, 虾仁中放少许盐, 以荬粉抓匀, 滑炒捞出, 待用; 将葱末、白菜丝放入锅内煸炒, 加入虾仁、姜汁、酱油、水各适量, 待汤煮开后, 放入面条, 加入香菜, 煮熟即可。

营养功效:

此膳适于气血亏虚、食欲不振的宫颈癌患者食用。

面条(选用小麦粉制成), 富含蛋白质、碳水化合物、维生素和钙、铁、磷、钾、镁等, 具有养心益肾、健脾和胃、除热止渴等功效, 适于脏躁、烦热、消渴、泄泻患者食用。

大白菜, 味甘, 性平, 归脾、胃、膀胱经, 具有养胃生津、除烦解渴、利尿通便、清热解毒等功效, 其含有丰富的维生素和矿物质, 能预防便秘、痔疮等。

虾仁, 味甘, 性温, 入肝、肾经, 可补肾壮阳、养血固精、通络止痛。

香菜, 味辛, 性温, 归肺、脾经, 含有挥发油, 能祛除肉类的腥膻味。因此, 在一些菜肴中加少许香菜, 能起到祛腥增味的作用。香菜提取液有显著的发汗、清热、透疹等功效。

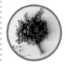

5

陈皮瘦肉粥

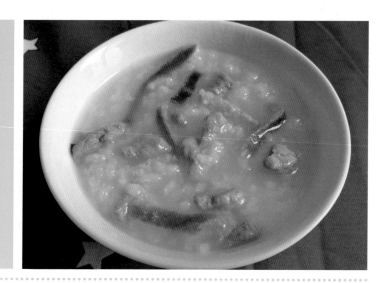

原料：

粳米 150g，猪瘦肉 100g，陈皮 10g，葱、姜、色拉油、料酒、酱油、盐各适量。

功效：

行气健脾，降逆止呕。

制法：

将粳米淘洗干净，用冷水浸泡半小时，捞出，沥干水分；将猪瘦肉洗净，切成肉末；葱、姜洗净，切末，备用；在肉末中加入葱末、姜末及色拉油、料酒、酱油；热锅，加入适量色拉油，放入调制过的肉末，煸炒至熟，备用；将陈皮润透、切片；在另一锅中加入约 1 500ml 冷水，放入粳米、陈皮，用大火烧沸；加入猪瘦肉末，改用小火熬煮，至粥变浓稠；加入盐，再稍焖煮片刻，即可食用。

营养功效：

此粥适于不思饮食或消化不良的肿瘤患者食用。

粳米，味甘，性平，归脾、胃、肺经，可补气健脾、除烦止渴、止泻痢。其米糠层的粗纤维分子有助于促进胃肠蠕动，对肿瘤导致的消化不良、便秘、痔疮等疗效很好。

陈皮，又称"橘皮"，味辛、苦，性温，归脾、胃、肺经，具有理气健脾、燥湿化痰、解腻留香、降逆止呕等功效。适于肿瘤患者放疗、化疗后出现不思饮食或消化不良等症时食用。

猪瘦肉，味甘，性平，归脾、胃、肾经，具有补肾滋阴、养血润燥、益气消肿等功效。猪瘦肉中含有蛋白质、碳水化合物和多种维生素及微量元素，适于病后体虚、营养不良的患者食用。

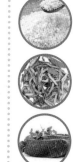

十二、卵巢癌的饮食调理

中医对卵巢癌的认识

中医认为，人体正气不足、邪气内盛而致卵巢癌。临床分型有湿毒壅盛、气滞血瘀两种，多以腹痛、腹部肿块、腰痛或下肢疼痛、尿频、排尿困难、便秘、气急、心悸、月经紊乱或子宫异常出血为症状。

卵巢癌的饮食原则

1. 补充优质蛋白质

对于卵巢癌患者来说，补充优质蛋白质是极为重要的，平时要保证早晚各 1 杯牛奶，每日 1 个鸡蛋。

2. 宜清淡饮食

日常饮食以清淡为主，但这并不是说完全拒绝肉类，像鱼肉、鸡肉、鸭肉等脂肪含量少的食物可以适量摄取。少食肥甘厚味之品，避免摄取肥肉、肉皮等油脂含量高的食物。

3. 宜适当进补

术后患者可适量食用一些具有滋补作用的食物，如罗汉果、龙眼肉、黑芝麻、黑木耳、鲫鱼、鲤鱼等。

4. 不吃刺激性食物

烟熏、油炸、烧烤类食物常含有亚硝酸盐，会对卵巢癌的治疗及恢复起阻碍作用。此外，一些辛辣食物也同样会影响患者术后康复。

卵巢癌的饮食注意事项

1. 伴有下肢水肿的中老年卵巢癌患者

宜选食赤小豆、冬瓜、鸭肉、泥鳅、鲤鱼等利水祛湿的食物。

2. 卵巢癌放疗后

出现骨髓抑制的患者，此类患者表现为白细胞和血小板计数下降，故要注意加强营养，适当多吃一些鸡、鸭、鱼、肉等，可采用煮、炖、蒸等方法烹制；也可选择含铁较多的食物，如动物内脏、蛋黄、菠菜等；或者多吃菠萝、桃、葡萄、大枣、杨梅、橙子等水果。

3. 伴腹腔积液的卵巢癌患者

应避免食用质地生硬的食物，因为腹腔积液可引起门静脉压力增高而致食管静脉曲张。进食质地生硬类食物易造成消化道出血。

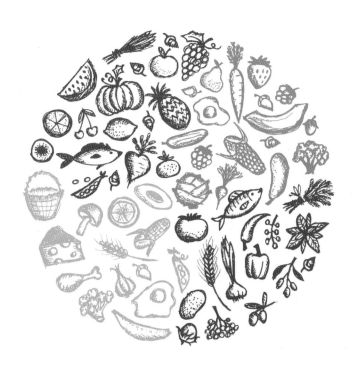

推荐药膳

鱼肚猪肉糯米粥

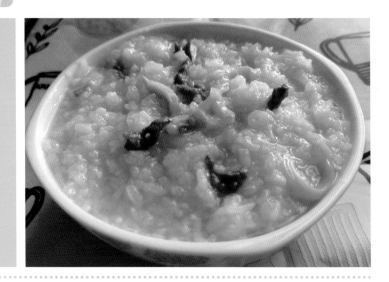

1

原料：

鱼肚 50g，猪瘦肉、糯米各 100g，黄芪、党参各 10g，盐、葱花各适量。

功效：

补中益气，养血滋阴。

制法：

将鱼肚浸泡 1 日，洗净，捞出切丝；将猪瘦肉洗净，切丝；将黄芪与党参熬煮成药液，去渣留汁；再将淘净的糯米放入砂锅内，倒入药液，再放入鱼肚丝、猪肉丝，加适量清水，共煮成粥，再加盐、葱花即可。

营养功效：

此粥适于久病体虚、精神倦怠、不思饮食的卵巢癌患者食用。

鱼肚，味甘，性平，其所含的胶原蛋白和黏多糖可抑制肿瘤细胞的生成和扩散。

黄芪，味甘，性微温，入肺、脾经，具有补气升阳、固表止汗、托毒排脓、敛疮生肌等功效。

糯米，味甘，性温，具有补中益气、健脾养胃、止虚汗等功效。

猪瘦肉，味甘，性平，具有补肾滋阴、养血润燥等功效。

党参，味甘，性平，归脾、肺经，可补中益气、健脾益肺。

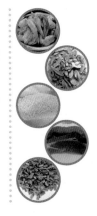

2

参芪健脾汤

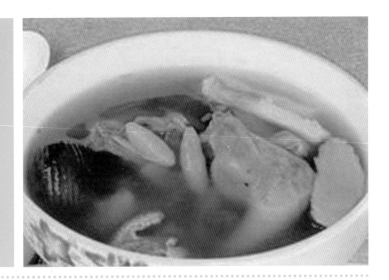

原料：

高丽参、黄芪、薏苡仁各 10g，党参、山药各 18g，枸杞 15g，陈皮 5g，母鸡 1 只，盐和胡椒各适量。

功效：

健脾益肺。

制法：

将高丽参和黄芪、党参单独用碗隔水蒸，蒸出液汁备用；再将薏苡仁、陈皮、枸杞、山药用干净纱布扎好，放入砂锅内；加入适量清水；将母鸡去毛、去内脏洗净，焯水后放入砂锅内，煎熬成汤液，以鸡肉烂熟为度，加入高丽参、党参、黄芪蒸液，捞出布袋，加入盐、胡椒适量，即可食用。每 5 日 1 次，每次 1 小碗。

营养功效：

此药膳对肿瘤患者久病体虚有显著的疗效。

母鸡，对营养不良、畏寒怕冷、乏力、虚弱等症状有很好的食疗作用，鸡肉中含有对人体生长发育起重要作用的磷脂。

高丽参，味甘、性温；党参，味甘，性平，两者均可补中益气，与山药配伍，可补脾胃、益肺肾。配入陈皮，可助脾胃运化和吸收。

黄芪，味甘，性微温，归脾、肺经，可补气升阳、利水消肿等。

薏苡仁、枸杞、山药、陈皮、党参的功效参见相关食谱。

3

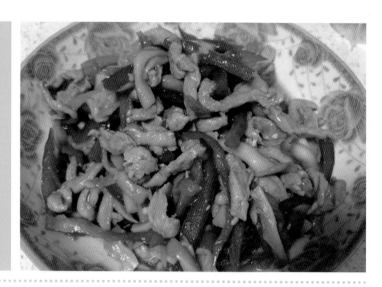

青椒平菇炒肉丝

原料:

青椒2个,平菇200g,猪瘦肉150g,盐、料酒、鸡精、色拉油、淀粉各适量。

功效:

解热镇痛,补肾养血,滋阴润燥。

制法:

将青椒洗净、切丝;将平菇洗净、撕条;将猪瘦肉切丝,加入少许盐、料酒、淀粉,拌匀;将平菇倒入开水锅中焯烫,捞出沥水;将青椒下热油锅,翻炒,盛出待用;将肉丝倒入热油锅中,翻炒至八成熟,再加入青椒、平菇翻炒;最后加适量盐、鸡精调味。

营养功效:

此膳适于免疫力低下、食欲不振的卵巢癌患者食用。

青椒,味辛,性热,归心、脾经,具有温中散寒、开胃消食等功效。胃寒、胃痛患者食用少量辣椒,可温中散寒、制酸止痛。现代药理学研究证实,青椒有较强的解热镇痛作用。青椒中含有的青椒素可加快人体细胞代谢,避免病毒对细胞造成损害。

平菇,味甘,性温,含有硒、多糖等物质,这些物质对肿瘤细胞有很强的抑制作用。此外,它还含有多种维生素及矿物质。

猪瘦肉,味甘,性平,归脾、胃、肾经,具有补肾滋阴、养血润燥、益气消肿等功效。猪瘦肉中含有蛋白质、维生素A、维生素B_1、维生素B_2、烟酸,以及钙、磷、钾、锌等,能够促进受损细胞的修复和更新,适于病后体虚、营养不良者食用。

4

煮秋葵

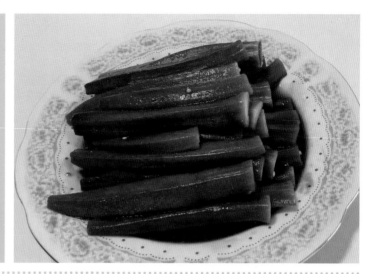

原料：

秋葵 100g，生抽少许。

功效：

助消化，益肠胃。

制法：

将秋葵的根部去除，切开；锅内加入适量水，煮开，放入秋葵，煮熟，捞出盛盘，再淋上少许生抽调味。

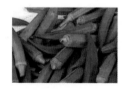

营养功效：

此膳适于便秘、口干口臭等肠胃有积热的患者食用。

秋葵，味苦，性寒，归肾、胃、膀胱经，具有防治便秘和降低胆固醇的功效。

5

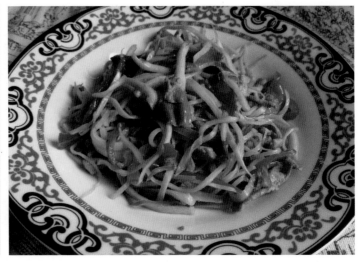

茭白炒平菇

原料：

茭白1根，平菇50g，芝麻油、色拉油、盐、青椒丝各适量。

功效：

祛热生津，止渴利尿。

制法：

将茭白洗净、切片，放入热油锅中翻炒；加入平菇、盐、青椒丝，翻炒3分钟；待茭白、平菇变软后盛出，再加入适量芝麻油、盐，即可食用。

营养功效：

此膳适于伴大便干结、心胸烦热、小便不利、口干等实热证的卵巢癌患者食用。

茭白，味甘，性微寒，归肝、脾、肺经，具有解热毒、除烦渴、利二便等功效。主治烦热、消渴、二便不通、黄疸、痢疾、热淋、目赤、疮疡等。脾虚泄泻者慎服。

平菇，味辛、甘，性温，归胃、肠经，含有硒、多糖等物质，对肿瘤细胞有抑制作用。此外，它还含有多种维生素和矿物质，可改善人体新陈代谢。

青椒功效参见相关食谱。

6

春色窝窝头

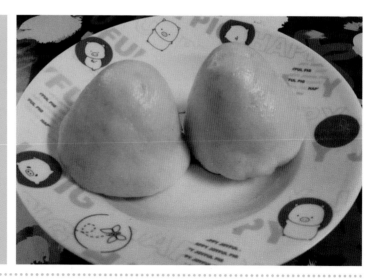

原料：

玉米面 50g，黄豆面 25g，糯米粉 10g，糖 10g，
色拉油适量。

功效：

补中益气，健脾养胃。

制法：

将玉米粉、糯米粉、黄豆面和糖和成面团，饧 15~30 分钟；将面团分成若
干个小团，取其中一块，揉圆，用左手托着，右手拇指在面团底部按一个小窝，
再用拇指和其他四指不断旋转，直至将面团调整成"窝状"。在屉上刷少许
色拉油，放上面团，水开后蒸 15~20 分钟。

营养功效：

此膳适于脾胃虚弱、食欲不振的患者食用。

玉米，味甘、淡，性平，具有健脾开胃、降低胆固醇等功效。现
代医学研究证实，玉米面中含有丰富的谷胱甘肽，具有抗氧化作用。
此外，玉米还含有大量的赖氨酸和微量元素硒，可抑制肿瘤细胞生长。

黄豆，味甘，性平，归脾、大肠经，具有健脾宽中、清热解毒、
益气补虚等功效。其富含的异黄酮，可缓解女性更年期症状；富含的
大豆卵磷脂，可预防老年性痴呆。它还含有人体必需的 8 种氨基酸，
可降低血液中的胆固醇，预防高血压、动脉硬化等。

糯米，味甘，性温，具有补中益气、健脾养胃、止虚汗等功效，
适于各种体虚、血虚、盗汗及脾虚腹泻者食用。肿瘤患者术后身体虚弱，
可用糯米煮粥食用，以养胃助消化。

第三章 / 常见放疗、化疗不良反应的饮食调理

一、骨髓抑制的饮食调理

正常情况下，骨髓细胞的增殖、成熟和释放与外周血液中粒细胞的衰老死亡、破坏和排出呈相对平衡的状态。在治疗过程中，这种平衡会被打破，患者常出现白细胞减少，甚至全血细胞减少的现象。各种放射线对骨髓的抑制多见于肿瘤放射治疗中、放射治疗后。放射线不仅可以导致骨髓抑制，还会直接杀伤粒细胞或引起染色体改变，以致患者出现微循环改变，且在相当长时间内得不到恢复。放疗增敏作用的化疗药物如柔红霉素、阿霉素等，在增加放疗敏感性的同时，也增加了副作用。由于骨髓和淋巴组织增殖旺盛的分化程度低，对放射线高度敏感，因此，骨髓损害的程度取决于放射剂量的大小、照射范围和部位及照射时间，等等。绝大多数抗肿瘤药物都有不同程度的骨髓抑制。化疗药物（抗肿瘤药物）通过作用于肿瘤细胞增殖周期的不同环节来抑制 DNA 分裂、增殖，从而起到治疗肿瘤的作用。但由于化疗药物缺乏选择性，因此在杀死大量肿瘤细胞的同时，亦同时杀死不少正常的骨髓细胞，尤其对粒细胞系统的影响最大，可能出现骨髓抑制。化疗过程中，随着化疗药物在体内累积量的增加，肿瘤患者的骨髓抑制也在逐渐加重。

中医并无骨髓抑制的病名记载，大多数医家将其归为"虚劳""血虚"的范畴。一般情况下，放疗、化疗致骨髓抑制的临床表现主要为面色无华、唇甲色淡、视物不明、四肢麻木、皮肤干燥、头晕、乏力、神疲、纳差、失眠、发热、腰膝酸软、盗汗、舌淡白、脉细无力等，其基本病机主要为化疗药物的副作用及放疗辐射侵袭人体，损伤气血，甚者精亏血瘀。脾胃为气血生化之源，血者水谷之精也，化生于脾。若脾胃运化功能失常，则血之生化无源，以致气血亏虚，严重者不能滋养先天而出现骨髓抑制。"肾主骨，生髓""肾藏精，血为精所化"，肾精依赖于脾的运化，脾将水谷精微输送至肾，依靠肾的滋养、温煦作用充盈至骨髓，化生为血液注于脉中，即"精血同源"。故本病与脾、肾二脏关系密切。临床辨证施治常将其分为气血两虚、肝肾阴虚、脾不统血、热毒伤阴等证型，治以益气补血、滋补肝肾、健脾和胃、养阴清热为法。

饮食原则

1. 选食血肉有情之品

如猪肉、牛肉、羊肉、禽肉、鱼类等，烹制时采用煮、炖、蒸等方法，尽量撇去油脂。

2. 宜多食滋补类食物

此类患者平时可选择富含优质蛋白质、维生素和微量元素的食物，适当补充一些滋补类食物，如龟胶、阿胶、鱼鳞胶、蜂王浆、猪蹄（炖）等。但因放疗、化疗患者大多同时伴有消化道反应，往往食欲不振，故又不能多食滋腻碍胃之物。

3. 选择含铁较高的食物

动物（鸡、鸭、猪、牛、羊等）内脏、蛋黄、瘦肉、菠菜及杏、桃、李、葡萄干、大枣、菠萝、杨梅和无花果等，可以纠正肿瘤患者可能出现的缺铁性贫血。

4. 多食菌菇类食物

菌类中的香菇、蘑菇、猴头菇、木耳等，因富含多糖，可增加白细胞计数，有利于提高人体免疫力。

此外，还可多食大枣、龙眼、菠菜、葡萄、牛肉、墨鱼、带鱼、猪皮等食物。

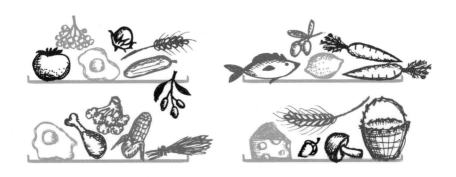

推荐药膳

龙眼枣米粥

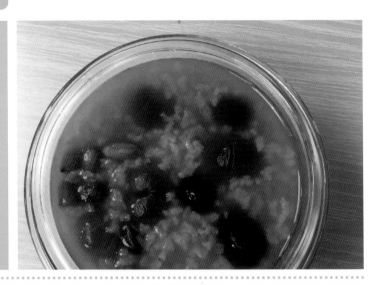

原料：
花生米、大枣各 30g，龙眼肉 10g，粳米 50g。

功效：
益气养血。

制法：
将花生米、大枣、龙眼肉、粳米洗净，加水约 500ml，共煮成粥。每日早晚食用。

营养功效：

此粥适于放疗、化疗后出现白细胞、血红蛋白、血小板减少的患者食用，此类患者常有乏力、气短、胸闷、头晕、食欲差等症。消化不良、糖尿病患者忌食。

花生米（连红衣），味甘、性平，含有丰富的维生素 K，具有止血的作用。花生衣中的油脂、维生素还可缩短凝血时间，促进骨髓造血。

大枣，味甘，性温，归脾、胃经，具有健脾益胃、补气养血、缓和药性等功效，能提高人体免疫力。

龙眼肉，味甘，性温，入心、脾经，具有补益心脾、养血安神、健脾止泻、利尿消肿等功效。龙眼肉含有维生素 A、B 族维生素、葡萄糖、蔗糖和丰富的铁，可纠正放疗、化疗致骨髓抑制而引起的贫血。

粳米，味甘，性平，入脾、胃、肺经，具有补气健脾、除烦渴、止泻痢等功效。其米糠层含有粗纤维分子，能促进胃肠蠕动。

2

韭菜炒猪肝

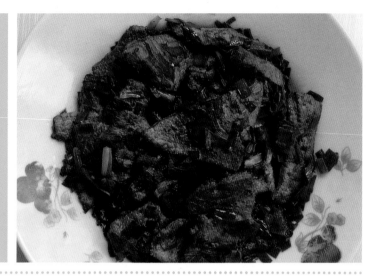

原料：

猪肝 100g，韭菜 50g，色拉油、盐各适量。

功效：

补气益血，养肝明目。

制法：

将猪肝洗净，切成薄片，先下锅炒至七成熟，然后与新鲜韭菜同炒，加盐调味。每周食用 1~2 次。

营养功效：

　　此膳适于肿瘤放疗、化疗后出现骨髓抑制、气血不足的患者食用，此类患者通常表现为头晕、眼花、目涩、神疲等。

　　猪肝，味甘，性平，含有丰富的蛋白质、维生素等，可调节、改善肿瘤患者的贫血症状，预防缺铁性贫血。

　　韭菜，味辛，性温，归肝、胃、肺、脾经，具有补虚温中、散血行气、解毒等功效。韭菜富含大量纤维素，有利于促进胃肠道蠕动，能够防治便秘，预防肠癌。韭菜含有的胡萝卜素，可预防上皮细胞发生癌变，它所含的硫化合物还有降低血脂的功效。因此，食用韭菜对扩张血管、稳定血压、预防动脉硬化与冠心病均十分有益。

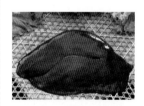

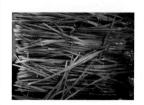

花生米炖排骨

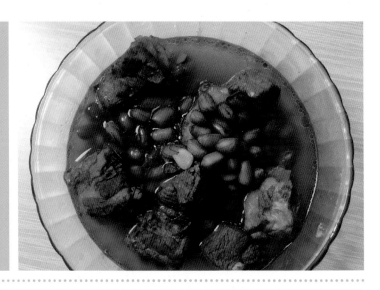

3

原料:

花生米（连红衣）100 g，猪排骨 500 g，盐适量。

功效:

养血补髓。

制法:

将猪排骨洗净，放入砂锅内，加水 1 000 ml，加入花生米，小火炖 2 小时左右，加盐调味。每周食用 1~2 次。

营养功效:

此膳适于肿瘤放疗、化疗后出现血小板减少和贫血等症状的患者，尤其适用于神疲乏力、心悸胸闷、食欲欠佳及有皮下瘀点、瘀斑的患者。

花生米（连红衣），味甘，性平，归肺、脾经，含有丰富的维生素 K，具有止血的作用。花生衣中的油脂、维生素还可缩短凝血时间，促进骨髓造血。

猪排骨，味甘，性平，具有滋阴壮阳、益精补血等功效，除含蛋白质、维生素外，还含有大量磷酸钙、骨黏蛋白等，可为人体提供丰富的钙。

4

党参大枣枸杞汤

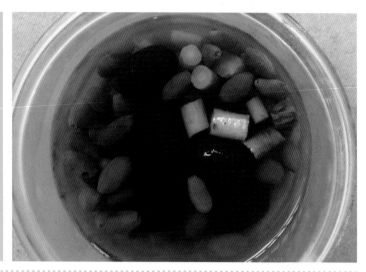

原料：

党参 15g，大枣 50g，枸杞 20g。

功效：

益气养血，健脾益肺。

制法：

将党参、大枣、枸杞洗净，以冷水泡发后，放入砂锅内，加入 500ml 清水，小火煮开即可。每日食用 2 次。

营养功效：

此汤适于肿瘤放疗、化疗后出现骨髓抑制，并伴气血两虚、气短心悸、疲倦乏力、面色苍白、头昏眼花、大便稀软的患者食用。

党参，味甘，性平，归脾、肺经，具有补中益气、健脾益肺等功效。党参含多糖类、酚类、生物碱、维生素 B_1、维生素 B_2，以及多种人体必需的氨基酸，可用于治疗骨髓抑制引起的气血两虚、气短心悸、疲倦乏力、面色苍白、头昏眼花、大便稀软等。

大枣，味甘，性温，归脾、胃经，能促进白细胞生成，提高人体免疫力。此外，其还可降低血液胆固醇，提高人体白蛋白，保护肝脏。

枸杞，具有滋补肝肾、益精明目的功效。枸杞对肿瘤细胞的生成和扩散具有明显的抑制作用，可防止白细胞减少，调节人体免疫力。试验研究发现，枸杞中含有的微量元素锗有明显抑制肿瘤细胞的作用。

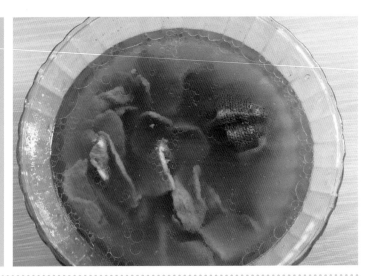

黄芪鸡血藤瘦肉汤

5

原料：

猪瘦肉 150g，黄芪、鸡血藤各 50g，盐适量。

功效：

行血补血，健脾益胃。

制法：

将猪瘦肉、黄芪、鸡血藤分别洗净，加适量水，以小火炖熟，再加少许盐调味即可。饮汤食肉，每周 1~2 次。

营养功效：

此汤适于肿瘤放疗、化疗所致的骨髓抑制，伴腰酸腿软、乏力头晕、面色无华者食用。

猪瘦肉，味甘，性平，归脾、胃、肾经，具有补肾滋阴、养血润燥、益气消肿等功效。猪瘦肉中含有蛋白质、维生素 A、维生素 B_1、维生素 B_2、烟酸及钙、磷、钾、锌等，能够促进受损细胞的修复和更新，适于病后体虚、营养不良者食用。

黄芪，味甘，性微温，归肺、脾、肝、肾经，含有多糖、皂苷类和黄酮类等物质，可提高人体免疫力，诱导肿瘤细胞凋亡，促进细胞分化，干预细胞代谢，抑制肿瘤血管形成等。

鸡血藤，味苦，微甘，性温，归肝、心、肾经。其具有活血舒筋、养血调经等功效，还可增加人体红细胞、白细胞计数，可用来治疗放疗引起的白细胞减少症。

6

大枣枸杞炖猪心

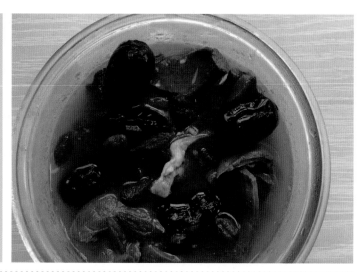

原料:

猪心 50 g,枸杞 20 g,大枣 30 g。

功效:

益气养血。

制法:

将猪心洗净、切片,将大枣、枸杞分别洗净,一起放入锅内,加入适量清水,以小火炖 1 小时即可。每周 1~2 次。

营养功效:

此药膳适于恶性肿瘤放疗、化疗后导致的骨髓抑制,并伴有心慌、胸闷、气短乏力、头晕眼花、失眠多梦、多汗、自汗等症者食用。

猪心,营养丰富,含有蛋白质、钙、磷、铁、维生素 B_1、维生素 B_2、维生素 C 及烟酸等。其安神定惊、养心补血的功效非常突出,适于心虚多汗、自汗、惊悸失眠者食用。

枸杞,味甘,性平,归肝、肾、肺经,具有养肝滋肾润肺的功效。其富含的枸杞多糖是一种水溶性多糖,能够增强人体非特异性免疫功能,抑制肿瘤细胞生长和突变,为平补肝血肾精之品。

大枣,味甘,性温,归脾、胃经,能提高人体免疫力,促进白细胞生成,降低血液胆固醇,提高人体白蛋白,保护肝脏。研究证实,大枣中的维生素 C 含量很高,且含有环磷酸腺苷及山楂酸等,有抑制肿瘤的作用。环磷酸腺苷能有效阻止人体内亚硝酸盐类物质的形成,从而抑制肿瘤细胞增殖,有利于肿瘤细胞向正常细胞转化。

7

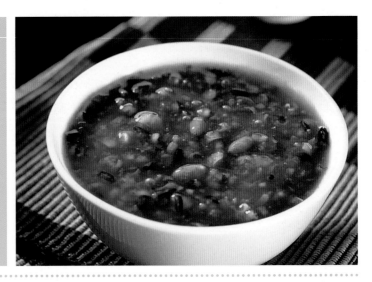

龙眼枸杞粥

原料：
龙眼肉、枸杞各 15g，黑米、粳米各 50g。

功效：
益气，补血，养肝。

制法：
将龙眼肉、枸杞、黑米、粳米分别洗净，一同入锅，加适量水，大火煮沸后改小火煨煮，至米烂汤稠即可。每周 1~2 次。

营养功效：

此粥适于肿瘤放疗、化疗引起的骨髓抑制，且伴有神疲乏力、失眠多梦、心悸易惊、颜面水肿、纳差、便溏者食用。

龙眼肉，味甘，性温，归心、脾经，具有补益心脾、养血安神、健脾止泻等功效。龙眼肉含有维生素 A、B 族维生素、葡萄糖、蔗糖和丰富的微量元素铁，可纠正放疗、化疗导致的骨髓抑制引起的贫血。

枸杞，味甘，性平，归肝、肾经，具有滋补肝肾、益精明目等功效。枸杞能增强患者体质，减轻放疗、化疗引起的全身乏力、白细胞减少等不良反应。此外，它也常被用来改善肿瘤患者晚期的恶病质状态。

粳米，味甘，性平，归脾、胃、肺经，具有补气健脾、除烦渴、止泻痢等功效。此外，它还能提高人体免疫力，预防过敏性疾病、糖尿病、脚气病、老年斑和便秘等。

黑米，味甘，性寒，归胃、大肠经，具有除烦止渴、和胃理肠等功效。

8

阿胶芝麻核桃羹

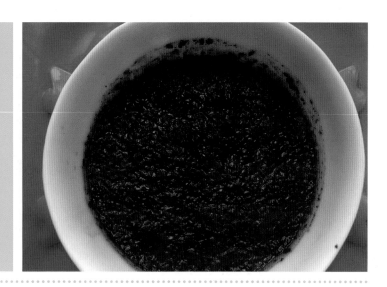

原料:

阿胶 250g，芝麻 250g，核桃仁 150g，龙眼肉 50g，冰糖适量。

功效:

补肾安神,补气益血。

制法:

先将阿胶烊化，再将芝麻 250g 与核桃仁 150g 加龙眼肉 50g、适量冰糖，一起隔水蒸 2 小时即可。每次食 2 勺，食前加热。

营养功效:

此羹适于肿瘤放疗、化疗引起的白细胞、血红蛋白、血小板减少者食用。

阿胶，味甘，性平，归肺、肝、肾经，具有补血滋阴、润燥止血等功效。适于放疗、化疗后出现骨髓抑制的患者食用。

芝麻，味甘，性平，归肝、脾、肾经，富含蛋白质、B 族维生素及钙、铁、硒等元素，具有补铁补血的功效，适于骨髓抑制伴贫血者食用。

核桃仁，味甘，性温，归肺、肾、大肠经，具有温肾补肝、健脑、预防肿瘤等功效，其富含 ω-3 脂肪酸，能降低肿瘤细胞从血液中提取亚油酸的数量，使肿瘤细胞戒除了一种非常需要的营养物质，从而起到预防肿瘤的作用。

龙眼肉，味甘，性温，归心、脾经，具有补益心脾、养血安神、健脾止泻等功效，可改善贫血症状。

9

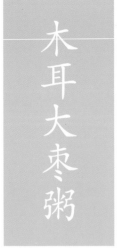

木耳大枣粥

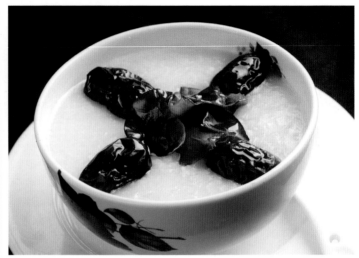

原料：

黑木耳 30g，大枣 8 枚，粳米 100g。

功效：

补益气血。

制法：

将黑木耳、大枣用温水浸泡 1 小时、洗净，与粳米同煮成粥，服食。每日 1 次。

营养功效：

　　此粥适于肿瘤放疗、化疗引起的血红蛋白减少者食用。常见的贫血症状有气短、胸闷、失眠、头晕、神疲乏力、唇甲色淡等。

　　黑木耳，性平，味甘，具有益气强身、润肺、止血止痛、通便等功效。现代药理学研究证实，黑木耳具有抗肿瘤、抗凝血、抗血栓、提高人体免疫力、降血脂、降血糖、抗辐射、预防心肌缺血等多种药理活性，可抑制肺癌、黑色素瘤、肝癌等肿瘤细胞的生长。

　　大枣，味甘，性温，归脾、胃经，能促进白细胞生成，提高人体免疫力，并可抑制肿瘤细胞生成，甚至可使肿瘤细胞向正常细胞转化。此外，大枣还可降低血液胆固醇，提高人体白蛋白，保护肝脏。

　　粳米，味甘，性平，归脾、胃、肺经，具有补气健脾、除烦渴、止泻痢等功效。其所含的蛋白质、维生素等能降低人体低血液胆固醇，减少心脏病、中风发生的概率。此外，它还能提高人体免疫力，预防过敏性疾病、糖尿病、脚气病、老年斑和便秘等。

10

五红汤

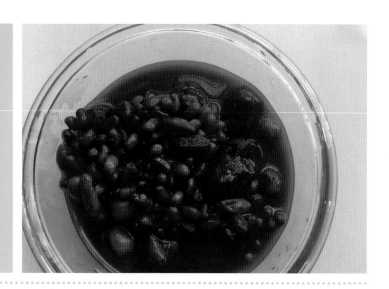

原料：

枸杞 20 粒，大枣 5 枚，红豆 20 粒，花生米（连红衣）20 粒，红糖 2 勺。

功效：

补气养血。

制法：

将上述原料洗净，放入锅中，熬煮至浓稠，即可食用。温时饮用，早晚各 1 杯。

营养功效：

此药膳适于肿瘤放疗、化疗引起的骨髓抑制，如白细胞、粒细胞、血红蛋白和血小板减少等症。

枸杞，味甘，性平，归肝、肾经，具有滋补肝肾、益精明目等功效。枸杞能减轻放疗、化疗引起的全身乏力、白细胞减少等不良反应，也常用来改善肿瘤患者晚期的恶病质状态。

大枣，味甘，性温，归脾、胃经，能促进白细胞生成，提高人体免疫力，并可抑制肿瘤细胞生成，甚至可使肿瘤细胞向正常细胞转化。

红豆，味甘、酸，性微寒，归心、脾、肾、小肠经，可清心养神、健脾益肾。其富含微量元素铁，具有行气补血的作用。

花生米（连红衣），味甘，性平，归脾、肺经，含有丰富的维生素 K，具有止血的作用。

红糖，味甘，性温，归肝、脾、胃经，可益气补血、健脾暖胃、缓中止痛、活血化瘀。

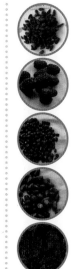

二、消化道不良反应的饮食调理

消化道不良反应是放疗、化疗的常见并发症，患者通常表现为口干、恶心、呕吐、腹痛、腹泻，甚至是血性腹泻，严重影响了患者的生活质量和化疗效果等。消化道黏膜细胞和骨髓细胞同属增殖细胞，始终保持分裂活跃和不断增殖状态，因此，消化道黏膜细胞对化疗药物较敏感，在用药数小时内即可出现毒性反应，通常较骨髓抑制出现得早。

中医认为，消化道出现的不良反应多为脾失健运、胃失和降、胃气上逆所致。脾胃为后天之本，主水湿运化，为水谷精微气血生化之源，故减轻消化道不良反应有助于脾胃功能的恢复。脾胃功能恢复后，气血才得以化生，水湿才得以运化，从而减轻放疗、化疗所致的骨髓毒性和心肝肾损害等其他不良反应。因此，饮食调理对保证放疗、化疗的顺利进行具有非常重要的意义。饮食上，应多食用疏肝理气、温化痰饮、健脾和胃、养阴润燥、降逆止呕、通利二便之品。

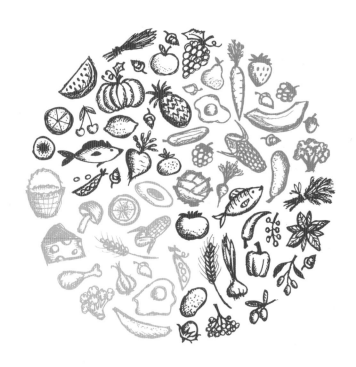

推荐药膳

1

姜汁橘皮饮

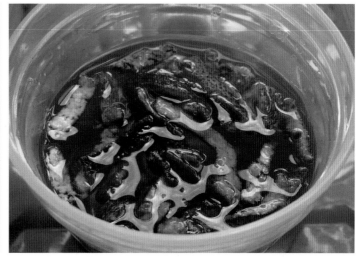

原料：

鲜生姜 20 g，新鲜橘皮 250 g，蜂蜜 100 g。

功效：

和胃止吐。

制法：

将鲜生姜洗净，连皮切片或切碎，加适量温开水，捣烂、取汁，兑入蜂蜜，调匀，备用。将新鲜橘皮洗净、沥水，切成细条状，浸泡于蜂蜜姜汁中，腌制 1 周。每日 3 次，每次 20 g，当蜜饯嚼食。

营养功效：

此饮适于肿瘤放疗、化疗后出现恶心、呕吐等症状者服用。

生姜，味辛，性温，有散寒发汗、化痰止咳、和胃止呕等功效。研究显示，生姜不但可以缓解化疗带来的恶心，还可以减少化疗过程中止吐药物的使用剂量。

橘皮，味辛，苦，性温，归脾、肺、胃经。因其既能健脾，又能理气和中，故往往用作补气药的佐使药，可治胃失和降引起的恶心呕吐。

蜂蜜，味甘，性平，归脾、肺、心、胃、大肠经，具有滋阴润燥、补虚润肺、解毒、调和诸药等作用。糖尿病患者不宜服用。

2

滋阴健脾粥

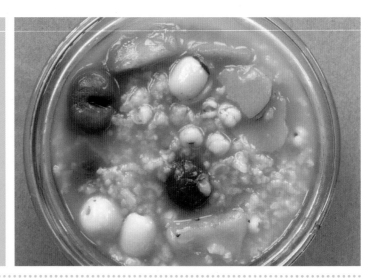

原料：

龙眼肉 20g，莲子 20g，山药 50g，薏苡仁 50g，粳米 50g。

功效：

健脾益胃，健脾止泻。

制法：

将龙眼肉、莲子、山药、薏苡仁、粳米洗净，加水约 500ml，同煮成粥。每日 1 次。

营养功效：

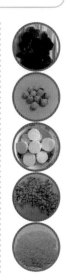

　　此粥适于放疗、化疗后出现食欲不振、神疲体倦、泄泻等症的患者食用。

　　龙眼肉，味甘、性温，归心、脾经，具有补益心脾、养血安神等功效。

　　莲子，味甘、涩，性平，归心、脾、肾经，具有补脾止泻、养心安神等功效。现代药理学研究证实，其含有的含氧黄心树宁碱对鼻咽癌有效。

　　山药，味甘，性平，归脾、肺、肾经，具有补脾养胃、补肾益肺等功效。现代药理学研究证实，山药可防止正常细胞癌变。

　　薏苡仁，味甘、淡，性凉，归脾、胃、肺、大肠经，具有健脾补肺、利湿解毒等功效，可诱导肿瘤细胞凋亡，抗肿瘤血管生成。

　　粳米，味甘，性平，归脾、胃、肺经，具有补气健脾、除烦渴、止泻痢等功效。适于肿瘤放疗、化疗导致的脾胃气虚、倦怠乏力者食用。

3

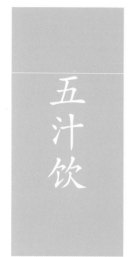

五汁饮

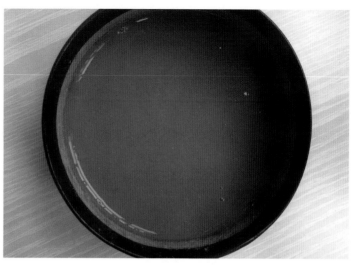

原料：

牛奶 60 ml，梨 50 g，莲藕 50 g，韭菜 20 g，生姜 10 g。

功效：

增液润燥。

制法：

将莲藕、韭菜、生姜、梨置于榨汁机中榨成糊，再放入锅中，隔水缓缓炖熟，放凉后兑入牛奶。每日 1 碗，频频服食。

营养功效：

　　此饮适于放疗、化疗后出现的津液亏损所致的胃肠道不适的患者服用，尤其适于症见噎膈、吞咽梗阻、口干咽燥、咽痛、失音、便秘、食物难进、食则吐出、形体消瘦、五心烦热、失眠等患者食用。

　　梨，味甘，性寒，具有清热泻火、生津止渴、养阴润肺、化痰止咳等功效。

　　莲藕，味甘，性寒，归心、肝、脾、胃经。生食有清热生津、凉血止血、散瘀血等功效，能治热病伤津引起的口渴、吐血、鼻衄、小便短赤等。

　　韭菜，味甘、辛，性温，有补肾助阳、温中开胃、降逆散瘀等功效。

　　生姜，味辛，性微温，归肺、脾、胃经，具有散寒发汗、化痰止咳、和胃止呕等功效。

　　牛奶，味甘，性微寒，归心、肺经，具有安神、补钙等功效，其含有丰富的微量元素，营养价值很高。

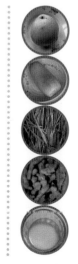

4

红豆山药粥

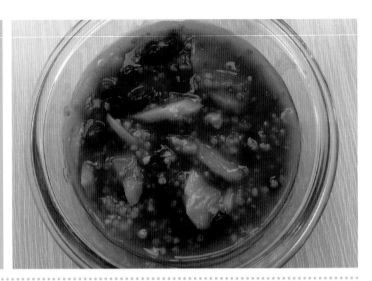

原料：

红豆 100g，山药 50g，粟米 100g。

功效：

益气健脾，养胃利湿。

制法：

将红豆、粟米洗净；将山药洗净，去皮，切成厚片；将红豆放入砂锅内，加适量水，用大火煮沸后，盖紧锅盖，煨煮 10 分钟；倒入粟米，用大火煮沸，改用小火继续煨煮 30 分钟；加入山药，熬煮 30 分钟，待红豆、山药、粟米熟烂即成。早晚分食。

营养功效：

此粥适于放疗、化疗后出现脾胃气虚等症状的患者食用，对四肢乏力、便溏、水肿、腹泻者尤为适宜。

红豆，味甘，性平偏凉，含有蛋白质、糖类、B 族维生素、钾、铁、磷等，具有清热解毒、健脾益胃、利尿消肿等功效，可治疗小便不利、脾虚水肿、脚气等。

山药，味甘，性平，具有补而不腻、香而不燥、不寒不燥的特性，可充养五脏，为治虚证之要药。山药对放疗、化疗后出现胃肠功能减退的患者有平补脾气的作用，且能增强人体的消化、吸收功能，增进患者食欲。

粟米，味甘、咸，性凉，能益脾胃、养肾气、除烦热、利小便，适于放疗、化疗后出现反胃呕吐或脾虚腹泻的患者食用。

5

山药橘皮粥

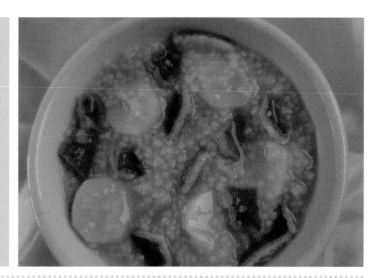

原料:
山药 10g,橘皮 10g,粟米 60g。

功效:
益气健脾,开胃理气。

制法:
山药去皮、洗净、切片;橘皮洗净,撕成小块;粟米洗净,与山药、橘皮一同放入锅中,加适量水,煮成稠粥即成。早晚分食。

营养功效:

　　此粥适于放疗、化疗后出现脾胃气虚型消化道不良反应的患者,尤适于食欲缺乏、呃逆、腹胀者食用。

　　山药,味甘,性平,具有补而不腻、香而不燥、不寒不燥的特性,可充养五脏,为治虚证之要药。山药对放疗、化疗后出现胃肠功能减退的肿瘤患者有平补脾气的作用,可通过健脾益胃宽肠而止泻;还能增强人体的消化、吸收功能,增进患者食欲。

　　橘皮,味辛、苦,性温,归脾、肺经,具有理气健脾、燥湿化痰等功效。适于脘腹胀满、食少吐泻、咳嗽痰多的患者食用。橘皮鲜用,理气作用较强,因放疗、化疗而致的腹胀、胸闷者宜多食。

　　粟米,味辛、甘、咸,性凉,能益脾胃、养肾气、除烦热、利小便。适于放疗、化疗后出现反胃呕吐或脾虚腹泻的肿瘤患者食用。

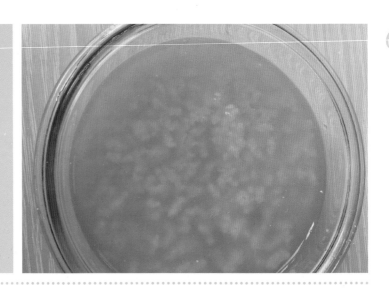

甘蔗粳米粥

6

原料:

甘蔗 500 g,粳米 50 g。

功效:

滋养阴液,生津开胃。

制法:

甘蔗去皮、切段,用榨汁机取汁;粳米洗净,加水煮成稠粥;粥将成时,加入甘蔗汁即成。每周 2 次,早晚分食。

营养功效:

此粥适于放疗、化疗后出现胃阴亏虚症状的患者食用,尤适合厌食、干呕者食用。

甘蔗,味甘,性寒,归肺、脾、胃经,具有清热除烦、生津润燥、助脾和中、止咳化痰、润肠通便、解酒毒等功效。甘蔗中的钙、磷、铁等矿物质含量较高。现代药理学研究证实,甘蔗汁中提取的多糖类物质对肿瘤有抑制作用。有文献报道,临床服用甘蔗汁能预防化疗所致的便秘、呕吐。

粳米,味甘,性平,归脾、胃、肺经,具有补气健脾、除烦渴、止泻痢等功效。适于放疗、化疗导致的脾胃气虚、食少纳呆、倦怠乏力、心烦口渴、泻下痢疾者食用。

7

橘皮竹茹粥

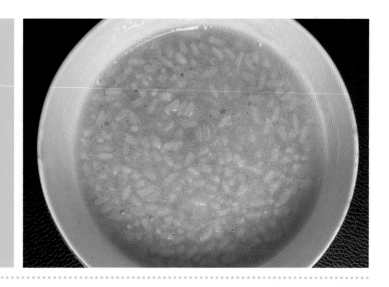

原料：

橘皮 10g，竹茹 10g，生姜 6g，粳米 100g，冰糖适量。

功效：

清热化痰,除烦止呕。

制法：

将橘皮、竹茹、生姜加适量水煎煮，取汁去渣，加粳米，煮粥；粥将熟时，加入适量冰糖调味，即可。

营养功效：

此粥适于肿瘤放疗、化疗后有胃热呕吐的患者食用。

橘皮，味辛，苦，性温，入脾、肺经，适于有脾虚食量减少、消化不良、恶心呕吐、大便泄泻等症的患者食用，常与人参、白术、茯苓配伍。因其既能健脾，又能理气，故往往用作补气药之佐使药。此外，它还能和中，可治胃失和降、恶心呕吐。

竹茹，味甘，性微寒，入肺、胃、胆经，具有清热止呕、涤痰开郁等功效，适于免疫力低下者食用。

生姜，味辛，性温，有散寒发汗、化痰止咳、和胃止呕等功效。研究显示，生姜可缓解肿瘤化疗造成的恶心。

粳米，味甘，性平，入脾、胃、肺经，具有补气健脾、除烦渴、止泻痢等功效。适于放疗、化疗导致的脾胃气虚、食少纳呆、倦怠乏力、心烦口渴、泻下痢疾者食用。

8

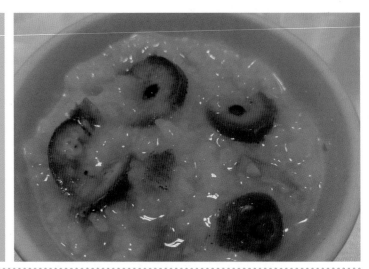

山楂二芽粥

原料：

炒山楂、炒麦芽、炒谷芽、陈皮、生姜各 10g，粳米 100g。

功效：

开胃消食。

制法：

将炒山楂、炒麦芽、炒谷芽、陈皮、生姜加水煎煮后，去渣，取汁，加入粳米，共煮成粥，即可食用。

营养功效：

此粥适于放疗、化疗后出现呕吐伴消化不良的肿瘤患者食用。

山楂，味酸、甘，性微温，入脾、胃、肝经。山楂提取液不仅能阻断亚硝胺的合成，还可抑制黄曲霉素的致癌作用。

麦芽，味甘，性平，归脾、胃经。其具有行气消食、健脾开胃等功效，可减轻放疗、化疗后患者出现的消化道不良反应。

谷芽，味甘，性平，归脾、胃经，有消食化积、健脾开胃等功效。

陈皮，味辛、苦，性温，归脾、肺、胃经。常与人参、茯苓配伍。因其能健脾理气，故常用作补气药之佐使药。

生姜，味辛，性温，有散寒发汗、化痰止咳、和胃止呕等功效，可缓解化疗造成的恶心。

粳米，味甘，性平，归脾、胃、肺经，具有补气健脾、除烦渴、止泻痢等功效。适于放疗、化疗导致的脾胃气虚者食用。

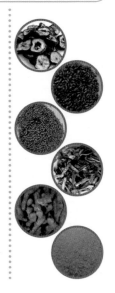

三、神经毒性的饮食调理

化疗药物可损伤神经系统，引起脑病、脊髓病、颅神经病、周围神经病肌病和卒中样综合征等，化疗药物引起的神经毒性主要包括中枢神经系统毒性、外周神经系统毒性和感受器毒性三类。中枢神经系统毒性临床多表现为中枢神经受损和小脑受损，患者有不同程度的脑膜刺激症状，脑白质病，记忆力下降和痴呆等症状。外周神经系统毒性症状包括末梢神经、脑神经和自主神经的损害。感受器毒性表现为视觉系统、听觉和平衡觉系统、嗅觉系统、味觉系统的毒性症状。常见的具有神经毒性的药物有紫杉类（如紫杉醇、多西他赛）、铂类（如奥沙利铂、顺铂等）、长春花碱类（如长春新碱、长春瑞滨等）和蛋白酶体抑制剂（如硼替佐米等）。放疗也会造成中枢神经系统损伤，如放射性脊髓损伤、放射性脑损伤、放射性脑血管病，主要表现为感觉异常、头痛、偏瘫、失语、癫痫发作等。

化疗引起的周围神经毒性属中医"痹证"范畴，肿瘤多因正气不足所致，而化疗药物的攻伐往往会进一步损伤人体正气。

饮食原则

1. 手足综合征患者饮食原则

手足综合征，又称"掌跖红斑综合征""布格道夫反应"，是指以掌跖部感觉丧失及出现红斑为主的特异性皮肤综合征，表现为手足色素沉着、红斑、肿胀，严重者可出现脱屑、水疱、溃疡和剧烈疼痛等症状，影响患者日常生活。患者忌食生冷、质地坚硬、不易消化的食物，禁食辛辣刺激性的食物（如酒、辣椒、干姜、胡椒、桂皮等）。

2. 其他饮食原则

饮食要易于消化，患者应注意补充维生素 B_1，多食富含维生素 B_1 的食物，如各种杂粮、豆类、动物内脏、蛋类、猪瘦肉、乳类、水果等。注意补钙，多食瘦肉、虾皮、深绿色蔬菜、蛋黄、芝麻、奶制品等食物。

推荐药膳

鸡血藤煲鸡蛋

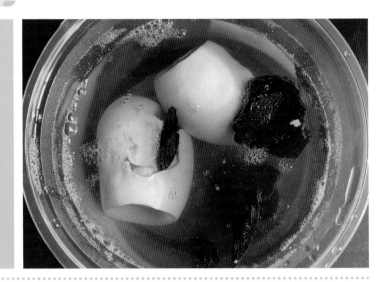

原料：

鸡血藤 30 g，鸡蛋 2 个。

功效：

养血活血，舒筋通络。

制法：

将鸡血藤、洗净的鸡蛋放入锅中，加清水 2 碗，同煮；蛋熟后去壳，小火煲煮至水余 1 碗时，饮汤食蛋。每晚服用。

营养功效：

此膳适于气血虚弱致手足麻木疼痛、肢体活动不利的患者食用。

鸡血藤，味苦、微甘，性温，归肝、心、肾经。其色赤如血、质润行散，具有活血舒筋、养血调经等功效。《本草纲目拾遗》言其能"壮筋骨，已酸痛……治老人气血虚弱、手足麻木、瘫痪等"。

鸡蛋，味甘，性平，具有养心安神、滋阴润燥之功效。它含有丰富的蛋白质，对肝脏组织损伤有修复作用。鸡蛋还富含 DHA、卵磷脂、卵黄素，能健脑益智，改善记忆力。鸡蛋所含的 B 族维生素和其他微量元素，可以分解、氧化人体内的致癌物质，有预防肿瘤的作用。

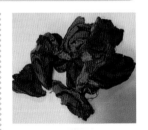

2

三七桃仁瘦肉粥

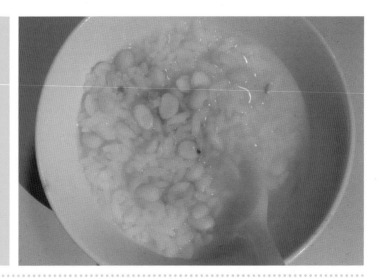

原料:

三七 10g，桃仁 15g，猪瘦肉 50g，大米、盐各适量。

功效:

活血祛瘀,通络止痛。

制法:

将三七洗净、切片,桃仁、猪瘦肉、大米洗净入锅,加适量水,小火炖煮2小时,加盐调味,每2日1次。

营养功效:

　　此粥适于气滞血瘀致手足麻木疼痛、肢体活动不利的患者食用。

　　三七,味甘、微苦,性温,归肝、胃、大肠经,历来被医家列为伤科金疮要药。生三七可治跌打瘀血、外伤出血、产后血晕、吐血、鼻衄等,熟三七可治疗身体虚弱、食欲不振、神经衰弱、过度疲劳、失血、贫血等。

　　桃仁,味苦、甘,性平,归心、肝、大肠经,能补肾温肺润肠,具有活血祛瘀、润肠通便、止咳平喘等功效,适于治疗经闭痛经、癥瘕痞块、肺痈肠痈、肠燥便秘、咳嗽气喘等症。桃仁中含有的脂肪油,具有润肠通便之功效。此外,桃仁中还含有蛋白质、碳水化合物及钙、磷、铁、胡萝卜素、核黄素、维生素 E 等。

　　猪瘦肉,味甘,性平,归脾、胃、肾经,富含蛋白质,具有补肾养血、滋阴润燥等功效。

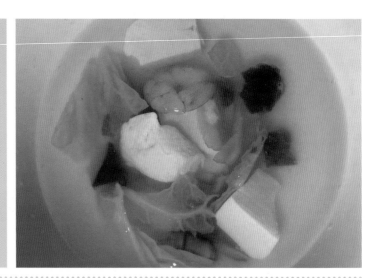

虾仁豆腐汤

3

原料：

虾仁 35g，豆腐 250g，香菇 20g，枸杞 30g，白菜 100g，生姜、鱼露、味精各适量。

功效：

补虚通络。

制法：

虾仁、豆腐、香菇、白菜洗净；香菇浸泡、洗净、切丝；白菜洗净、切丝，生姜切丝；将上述原料一同放入锅中，加适量水，以大火煮沸；豆腐切小块，加入锅中，改小火煮 30 分钟；加枸杞，再加鱼露、味精调味。每日 1 次，连用 7 日为一个疗程。

营养功效：

此汤适于放疗、化疗所致的手足麻木患者食用。

虾仁，味甘，性温，归肝、肾经，营养丰富。

豆腐，常食可补中益气、清热润燥、生津止渴。其含有的豆甾醇是抑制肿瘤细胞增殖的有效成分。

香菇，味甘，性平，其含有的香菇多糖有抗肿瘤的作用。

枸杞，味甘，性平，归肝、肾、肺经，可润肺养肝滋肾。其富含的枸杞多糖能增强人体非特异性免疫功能。

白菜，味甘，性平，具有益胃生津、清热除烦等功效。其含有的微量元素钼，可抑制体内亚硝酸胺的生成，起到一定的预防肿瘤的作用。

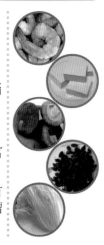

4

老丝瓜络汤

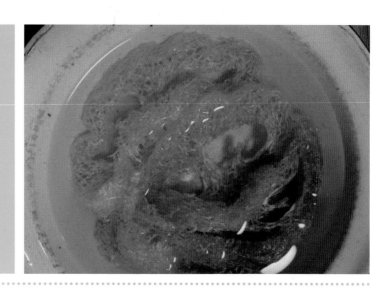

原料：

老丝瓜络 50g。

功效：

活血祛风通络。

制法：

将老丝瓜络洗净后，加适量水，熬煮，煎汤 1 碗，1 次服下。每日 2 次，连服 1 周。

营养功效：

此汤适于放疗、化疗所致的手足麻木或症见手足疼痛的患者食用。

丝瓜络，味甘，性凉，具有通经活络、清热解毒、利尿消肿、止血等功效，可用来治疗胸胁疼痛、腰腹疼痛、睾丸肿痛、肺热痰咳、妇女经闭、乳汁不通等症。

5

黄鳝路路通汤

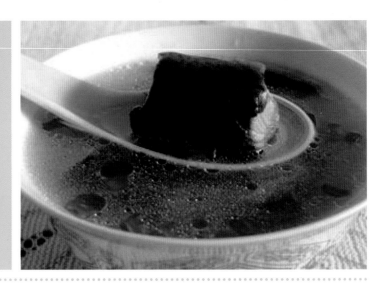

原料：

路路通 50g，黄鳝 1 条（约 150g），大枣 10 枚。

功效：

补虚通络。

制法：

将上述食材洗净，黄鳝切段，一同入锅；加适量水，小火煨煮约 1 小时；去药渣，食肉饮汤。每周 2 次。

营养功效：

此汤适于放疗、化疗所致的手足麻木患者食用。

路路通，味苦，性平，归肝、肾经，具有祛风活络、利水通经等功效，用于治疗关节痹痛、麻木拘挛、水肿胀满、乳少经闭等症。

黄鳝，味甘，性温，归肝、脾、肾经，具有补气血、强筋骨、除风湿等功效，用于治疗虚劳、疳积、阳痿、腰痛、腰膝酸软、风寒湿痹、产后淋沥、久痢脓血、痔瘘等症。

大枣，味甘、性温，具益气补血、健脾和胃等功效。现代药理学研究证实，大枣中含有的三萜类化合物及环磷酸腺苷有较强的抑制肿瘤作用。

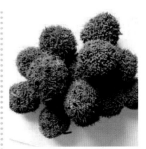

6

黄芪当归瘦肉汤

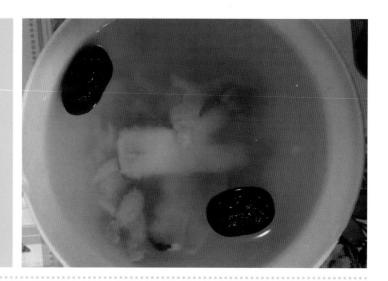

原料：

猪瘦肉 50g，黄芪 30g，当归 10g，三七 3g，大枣 3 枚。

功效：

补虚通络。

制法：

上述原料洗净，猪瘦肉切块，一同放入锅中，以小火煨煮约 1 小时，服用。每周 1 ～ 2 次。

营养功效：

此汤适于放疗、化疗所致的手足麻木患者。

猪瘦肉，味甘，性平，归脾、胃、肾经，具有补肾养血、滋阴润燥等功效。主治消渴羸瘦、产后血虚等。

黄芪，味甘，性微温，归肺、脾、肝、肾经。其含有的多糖、黄酮类物质可诱导肿瘤细胞凋亡，抑制肿瘤血管形成等。

当归，味甘，性温，归肝、心、脾经。当归能补血活血，通经活络。现代药理学研究证实，当归及其萃取物——阿魏酸钠和当归多糖，对单核－吞噬细胞系统有明显的刺激作用，可增强人体免疫力。

三七，味甘、微苦，性温，归肺、心、肝、大肠经。生用有止血强心、散瘀生津、消肿定痛等功效，熟用有活血补血等功效。

大枣，味甘、性温，具有益气补血、健脾和胃等功效。现代药理学研究证实，其含有的三萜类化合物及环磷酸腺苷有较强的抑制肿瘤作用。

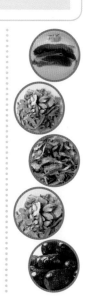

四、过敏反应的饮食调理

抗肿瘤药物引起的过敏反应是指由化疗药物导致人体发生的变态反应或过敏反应。出现药物过敏反应时，患者常有以下表现：皮肤潮红、发痒、心悸、皮疹、呼吸困难，严重时甚至会出现休克或死亡。其中最常见的过敏症状为药疹和血管性水肿，其次为胸闷、气短、发绀、支气管痉挛、喉头水肿等。临床绝大多数化疗药物有过敏反应的报道，这类药物常见的有紫杉醇、吉西他滨、顺铂等。

中医认为，过敏反应多为人体正气亏虚而致。由于人体正气相对虚弱，且患者体质各异，或内有食滞、邪热，复感风寒、风热之邪；或平素体弱，阴血不足，皮疹反复发作，经久不愈，气血被耗；或患有慢性疾病而致邪热内不得疏泄，外不得透达，郁于皮肤、腠理之间，邪正交争而致发病。

饮食原则

忌食羊肉及辛辣刺激性食物。

忌食油炸食物。

忌食易引起过敏的食物，如海鲜等。

忌饮酒。

饮食宜清淡，多食新鲜蔬菜或水果。

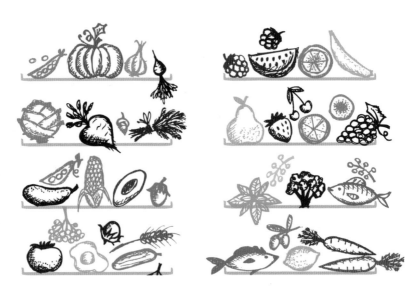

推荐药膳

1

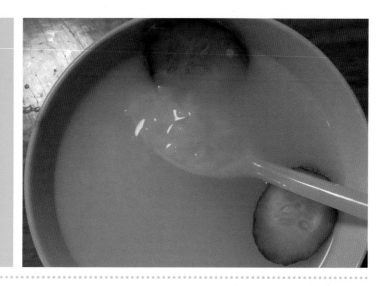

黄瓜粥

原料：
粳米 100g，黄瓜 300g，盐适量。

功效：
清热解毒。

制法：
黄瓜洗净，切成薄片，粳米淘洗干净。锅内加水约 1000ml，置于火上，加入粳米，待水烧开后，改用小火慢慢煮至米烂时，加入黄瓜片；再煮至汤稠，加盐调味即可。

营养功效：

此粥适于肿瘤化疗后出现药物性皮疹的患者食用。

粳米，富含蛋白质、维生素等，具有降低人体血液胆固醇的功效。粳米米糠层含有粗纤维分子，有助于促进胃肠蠕动。

黄瓜，味甘，性凉，归脾、胃、大肠经，具有清热解毒、利湿消肿等功效。黄瓜含有丰富的钾、胡萝卜素、维生素 C、维生素 B_1、维生素 B_2 及葫芦素 C。经动物实验证实，葫芦素 C 有抗肿瘤作用。

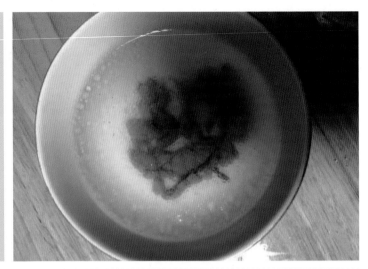

归芪防风瘦肉汤

原料：
当归20g，黄芪20g，防风10g，猪瘦肉60g，盐适量。

功效：
疏风解表，益气养血。

制法：
将当归、黄芪、防风洗净，将猪瘦肉洗净、切块；将以上材料放入锅内，加适量清水，先用大火煮沸后，再改用小火煲煮1小时，加盐调味即可。

营养功效：

此汤适于肿瘤化疗后出现药疹、风疹的患者食用。

当归，味甘，性温，归肝、心、脾经。当归既能补血，又能活血；既可通经，又能活络。可广泛用于各种肿瘤患者，尤其是妇科肿瘤之气血停滞、瘀血积聚者。现代药理学研究证实，当归及其萃取物——阿魏酸钠和当归多糖，对单核－吞噬细胞系统有明显的刺激作用，可增强人体免疫力。

黄芪，味甘，性微温，归肺、脾、肝、肾经。黄芪含多糖、皂苷和黄酮类物质，具有提高人体免疫力、诱导肿瘤细胞凋亡等作用。

防风，味辛、甘，性微温，归肺、脾、肝、膀胱经，具有祛风解表、除湿止痛、疏肝解痉、杀虫止痒等功效。

猪瘦肉，味甘，性平，归脾、胃、肾经，具有补肾滋阴、养血润燥、益气消肿等功效。它能够促进人体发育及修复受损细胞的作用，适于病后体虚、营养不良者食用。

3

马齿苋拌香干

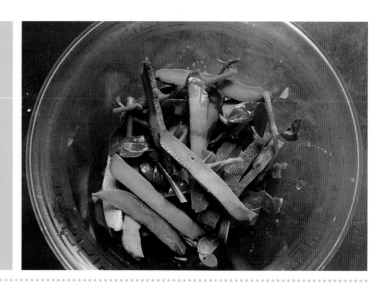

原料:

马齿苋（鲜品）250g，豆腐干 50g，芝麻油、盐各适量。

功效:

清热解毒,凉血止血。

制法:

将马齿苋洗净，用沸水浸泡 5 分钟，挤干水分，用刀切成细末；将豆腐干切成小粒；以上两味拌匀，加适量芝麻油、盐调味即可。

营养功效:

此药膳适于肿瘤化疗后出现药疹的患者食用。

马齿苋,味酸,性寒,归肝、大肠经,具有清热利湿、解毒消肿、利尿止渴等功效。适于反胃、金疮流血、肛门肿痛、妇女赤白带下、疔疮肿毒、蜈蚣咬伤及各种淋证患者食用。

豆腐干,味甘,性凉,入肝、胃、大肠经,具有生津润燥、清热解毒、催乳等功效。适于肺热痰黄、咽痛、胃热口臭、便秘或遍身作痒、有皮疹者食用。

4

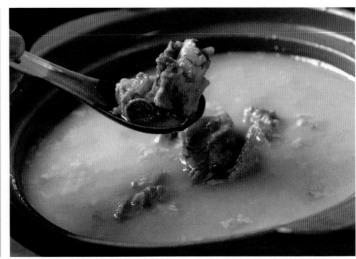

排骨薏苡仁汤

原料：
排骨 100g、薏苡仁 50g，生姜、盐各适量。

功效：
益气，健脾，除湿。

制法：
将薏苡仁提前浸泡，排骨洗净、焯水，生姜切片；将排骨和姜片放入锅中，以中火煮开，加入薏苡仁；煮沸后转小火慢炖，加盐调味即可。

营养功效：

此汤适于肿瘤化疗后有药疹者食用。

排骨，味甘，性平，归脾、胃、肾经，具有补肾养血、滋阴润燥等功效。主治热病伤津、消渴羸瘦、肾虚体弱、产后血虚、燥咳、便秘等症。

薏苡仁，现代药理学研究证实，其含有的薏苡仁酯有重要的抗肿瘤作用。

五、心脏损害的饮食调理

手术及放疗、化疗和靶向治疗是现代肿瘤治疗的趋势。蒽环、紫杉类化疗，赫赛汀靶向药物放疗等提高了乳腺癌等恶性肿瘤的疗效，但其带来的心脏毒性反应也是不可避免的。心脏毒性反应的发生与多种因素相关，如与药物的种类、药物每次应用的剂量、应用的周期、累积的剂量、给药途径，以及与其他有心脏毒性的药物联合应用、合并放疗、有基础心血管疾病史、有纵隔放疗史等相关。

蒽环类化疗药物可引起心脏毒性。此类药物包括阿霉素、表柔比星、阿克拉霉素、柔红霉素、米托蒽醌等。抗代谢类药物 5-氟尿嘧啶，顺铂、环磷酰胺，抗微管类药物紫杉醇、长春瑞滨，靶向药物赫赛汀和贝伐单抗等多种常用化疗药物也可引起心脏毒性。临床发生的心脏毒性反应多表现为心电图改变、心律失常、非特异性 ST-T 段异常、心肌局部缺血或患者出现心力衰竭等。放射线可能会引起心脏损伤，如引起急性心包炎、心包液渗出、心包缩窄，或放疗、化疗后患者出现心肌病、冠状动脉病变或瓣膜病或心脏传导异常等。心脏受到放射线照射后，最容易发生心包炎。

放疗、化疗后出现的心脏损害，中医根据症状将其归属为"心悸"范畴。其主要病机为人体接受放疗、化疗后，正气受损，心气不足，血行不畅，瘀血内阻，致心脉失于濡养，故患者出现胸闷、心悸、气短。气血运行不畅，血滞为瘀，瘀阻经脉，痰瘀互结，不通则痛，故患者出现胸痛。由此可见，本病的病机为气阴两虚、瘀阻脉络。在治疗上，临床以益气养阴、活血通络为根本大法。

饮食原则

患者宜选择高纤维、低脂肪、低胆固醇、低盐饮食。

忌食辛辣刺激性食物和易引起人体兴奋的食物，如辣椒、生姜、胡椒，以及含咖啡因的食物等。

限制食盐的摄入。

限制蛋白质和热量的摄入。每日蛋白质的摄入量控制在 40~50g，热量控制在 1 000~1 500 千卡。

推荐药膳

花生大枣饮

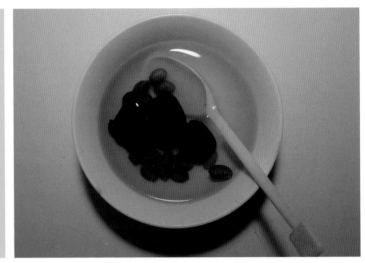

原料：

花生米50g，大枣10枚，红糖少量。

功效：

补血养血，健脾养胃，养血安神。

制法：

将花生米和大枣以温水浸泡后，放入锅中熬煮，待汤汁浓稠时，加入少量红糖调味即可。

营养功效：

此饮适于放疗、化疗后出现胸闷、心慌、身体虚弱、神疲乏力的患者食用。

花生，味甘、性平，归脾、肺经，具有醒脾和胃、滋养调气等功效。花生油中的白藜芦醇是肿瘤的天然化学预防剂，花生油中的亚油酸可使人体内的胆固醇分解为胆汁酸进而排出体外，避免胆固醇在体内沉积，从而降低多种心脑血管疾病的发病率。

大枣，味甘、性温，具有益气补血、健脾和胃等功效。现代药理学研究证实，大枣中含有的三萜类化合物及环磷酸腺苷有较强的抑制肿瘤作用。

2

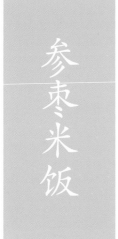

参枣米饭

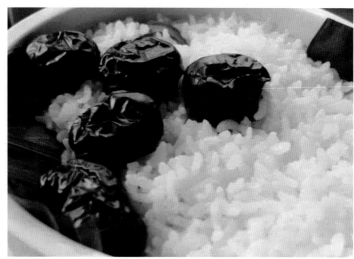

原料：
人参15g，大枣15枚，粳米250g。

功效：
补益气血，养心健脾。

制法：
将人参、大枣洗净，放入锅中熬煮30分钟，留汁备用；将粳米洗净，放入锅中；加入人参大枣汁和适量清水，煮成米饭即可。

营养功效：

此药膳适于放疗、化疗后出现心慌、神疲乏力的患者食用。

人参，味甘、微苦，性温，归脾、肺经，其含有三萜类及皂苷成分，可补五脏、安精神、止惊悸。

大枣，味甘、性温，具有益气补血、健脾和胃等功效。现代药理学研究证实，大枣中含有的三萜类化合物及环磷酸腺苷有较强的抑制肿瘤作用。

粳米，富含蛋白质、维生素等，具有降低胆固醇的功效。其米糠层含有粗纤维分子，有助于促进胃肠蠕动。此外，它还能提高人体免疫力。

3

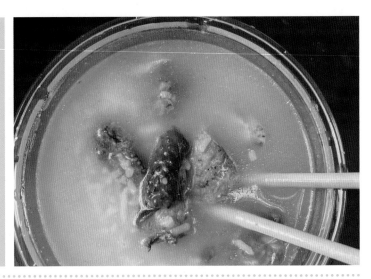

乌鸡黄芪粥

原料：

乌鸡 100g，黄芪 10g，大米 250g。

功效：

补益心气。

制法：

将乌鸡、黄芪、大米洗净，乌鸡斩成小块，放入锅内，加适量清水，以小火炖煮约 2 小时即可。

营养功效：

此粥适于化疗后出现心悸气短、自汗的患者食用。

乌鸡，味甘，性平，具有滋阴清热、补肝益肾、健脾止泻等功效。《本草纲目》认为，其可补虚劳、制消渴、益产妇，擅治妇人崩中带下。它对防治骨质疏松、佝偻病、妇女缺铁性贫血等有明显功效。

黄芪，味甘，性微温，归肺、脾、肝、肾经，以补虚为主，适于体衰日久、言语低弱、脉细无力者食用。现代药理学研究证实，黄芪有保肝利尿、抗衰老和广泛的抗菌作用，能增强心肌收缩力、改善心肌供血及提高人体免疫力。

大米，味甘，性平，归脾、胃、肺经，具有补中气、健脾胃、除烦止渴、养阴生津、固肠止泻等作用。大米中含有蛋白质、B 族维生素、淀粉、烟酸、钙、铁等多种营养成分。

4

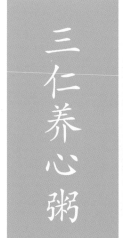

三仁养心粥

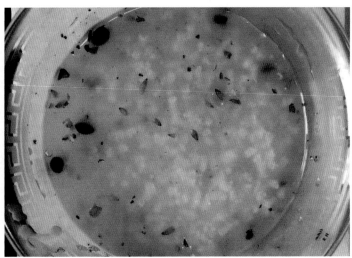

原料：

桃仁、酸枣仁、柏子仁各 10g，粳米 60g，白糖适量。

功效：

活血化瘀，养心安神，润肠通便。

制法：

将桃仁、酸枣仁、柏子仁研碎，洗净，放入锅中；加入适量水，以大火煮沸 30~40 分钟，滤渣取汁；将粳米淘洗干净，放入锅中，倒入药汁，以大火煮沸，再用小火熬煮成粥，加入适量白糖调味即可。

营养功效：

此粥适于放疗、化疗后出现心慌、胸闷、失眠的患者食用。

桃仁，味苦、甘，性平，能入心、肝、大肠经，具有活血祛瘀、润肠通便、止咳平喘等功效。主治经闭痛经、癥瘕积聚、肺痈肠痈等。

酸枣仁，味甘、酸，性平，归心、肝、胆经，能起到养肝宁心、安神敛汗等作用。适于阴血不足、心悸怔忡、失眠健忘、体虚多汗者食用。

柏子仁，味甘，性平，归心、肾、大肠经，具有养心安神、润肠通便等功效。现代药理学研究证实，柏子仁有镇静、催眠的作用，煮粥食用，对长期失眠、心悸或自汗、盗汗、多汗的中老年人来说，极为合适。柏子仁润燥力强，可与大麻子仁、松子仁合用治疗老年人体虚便秘。

粳米，味甘，性平，归脾、胃、肺经，可补气健脾、除烦止渴、止泻痢。其富含蛋白质、维生素等，具有降低人体血液胆固醇的功效。其米糠层还含有粗纤维，有助于促进胃肠蠕动。

葛根养生粥

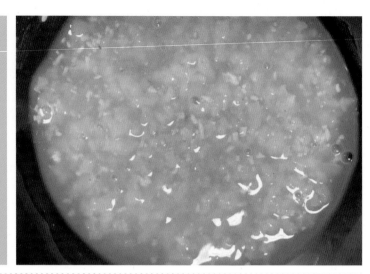

5

原料：

葛根（打粉）适量，粳米200g。

功效：

健脾养血，宁心安神。

制法：

将粳米洗净，放入锅中；加适量清水，煮粥；待粥煮至浓稠时，加入葛根粉拌匀即可。

营养功效：

此粥适于放疗、化疗后出现心绞痛的患者食用。

葛根，味甘、辛，性凉，具有解表退热、生津、透疹、升阳止泻等功效，可用于治疗外感发热头痛、高血压、消渴、麻疹不透、热痢、泄泻。现代药理学研究证实，葛根含有丰富的异黄酮——是一种天然的植物雌激素，可对人体内分泌进行双向调节，对雌激素水平偏低者，有雌激素样的替代补充作用，可用来防治雌激素下降引起的骨质疏松、更年期综合征等；而对雌激素水平偏高者，又具有抗雌激素样活性，可用来防治乳腺癌、子宫内膜癌等。

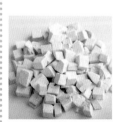

粳米，味甘，性平，归脾、胃、肺经，可补气健脾、除烦止渴、止泻痢。其富含蛋白质、维生素等，具有降低胆固醇的功效。其米糠层还含有粗纤维，有助于促进胃肠蠕动。

6

三和泥

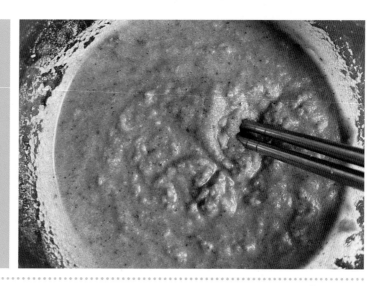

原料：

玉米 3 500 g，黄豆 250 g，芝麻 200 g，白糖适量。

功效：

养心神、降血脂、补肝肾、健脾胃。

制法：

将玉米、黄豆、芝麻洗净，分别炒香（熟），研成细末；加入适量白糖拌匀，用沸水冲服。每次 50~80 g，每日 1~2 次。

营养功效：

　　此药膳适于放疗、化疗后出现食欲减弱、腰膝酸软、气短乏力、倦怠疲劳、夜卧不安的患者食用。

　　玉米，含有大量的维生素 E 和卵磷脂、亚油酸，有降血压、降血清胆固醇的功效。

　　黄豆，味甘，性平，具有健脾利湿、益血补虚等功效。其富含优质蛋白质、不饱和脂肪酸、钙及 B 族维生素，可以抑制胆固醇的吸收，适于高血压病、心脏病等患者食用。

　　芝麻，具有补肝肾、益精血等功效，富含大量蛋白质和油酸、亚油酸、花生酸、维生素 A、维生素 B_1、维生素 B_2、维生素 E 等，其含有的不饱和脂肪酸亚油酸具有调节胆固醇的作用。

六、口腔溃疡的饮食调理

中医对口腔溃疡的认识

肿瘤放疗、化疗导致的口腔溃疡，是指恶性肿瘤患者口腔黏膜组织对放疗、化疗的一种炎性反应，特指肿瘤放疗、化疗所诱发的严重口腔黏膜损伤，包括标准剂量放疗、化疗和造血干细胞移植预处理等导致的口腔炎症。

中医认为，放射性损伤属于热邪、热毒或火热之邪。随着放射剂量的增加，热盛蕴结成毒，津液受损，阴血被灼伤，致邪毒蕴结及血脉瘀阻于内，发为口腔溃疡。放疗、化疗导致的口腔溃疡属中医"口疮""口疳""舌疮"等范畴，以虚证为主，虽病变位于口腔内，但其与心、肝、胆、脾、胃、肺、肾等脏腑皆有联系，且与心、脾的关系最密切。

口腔溃疡的饮食原则

1.多食富含锌的食物

牡蛎、动物肝脏、瘦肉、蛋类、花生、核桃等富含微量元素锌的食物，可以促进创面愈合，可适当多食一些。

2.多食富含维生素的食物

补充充足的维生素有利于溃疡愈合，因此，可多食新鲜蔬菜、水果。

3.忌食辛辣、香燥、性温热、易上火的食物

葱、姜、蒜、辣椒、胡椒、牛肉、羊肉、狗肉等食物最好勿食。

4.其他饮食原则

忌饮酒、咖啡，禁烟，忌食膏粱厚味之物。
多喝开水，饮食要软、易消化，病情严重者可给予半流质饮食。

口腔溃疡的饮食注意事项

1. 不同证型患者饮食各有侧重

有脾胃积热者，宜选择具有清热泻火、凉血通腑功效的食物；有心火上炎者，宜选择具有清心降火、凉血利尿功效的食物；如患者有肝郁气滞表现，饮食宜选疏肝理气、调理冲任之品；有阴虚火旺表现者，宜选滋阴降火之类的食物；有脾虚湿困表现者，饮食宜选择具有益气健脾、芳香化湿功效的食物；有脾肾阳虚表现的患者，饮食宜选择温补脾肾、散寒化湿之品。以下介绍几种缓解口腔溃疡不适的方法。

冰糖：长"口疮"时，在口里含几块冰糖，可缓解口腔溃疡产生的不适症状。

B族维生素：取B族维生素药片适量，用1张纸将药片包在其中，再将纸片对折，用硬物将药片挤压成粉，再将药粉涂在溃疡面。

葱白皮：用刀削下一层葱白薄皮，将有汁液的一面向里，贴于患处，每日2~3次，3~4天可愈。

蜜糖：晚饭后用温开水漱口后，用1勺蜂蜜（最好是原汁蜂蜜）敷于溃疡面处，含1~2分钟再咽下，连用2~3次，可减轻疼痛，连治2天基本可愈。

2. 其他注意事项

口腔溃疡与患者胃肠功能紊乱、缺乏营养、免疫力降低、口腔卫生不良或精神因素有关，除外敷、内服药物外，还需针对病因进行相应的处理，如注意口腔卫生，保持心情愉快，避免过度劳累，多喝开水，多吃新鲜蔬菜、水果，保持清淡饮食等。

推荐药膳

竹叶通草绿豆粥

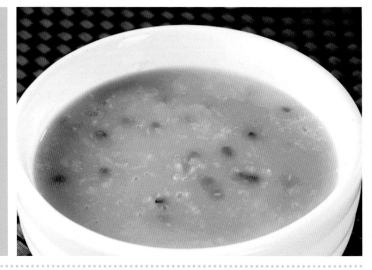

1

原料：

淡竹叶 10g，通草 5g，甘草 1.5g，绿豆 30g，粳米 150g。

功效：

清热泻火，解毒敛疮。

制法：

将淡竹叶、通草、甘草剁碎，装入纱布袋内；再与绿豆、粳米一起放入炖锅内，加适量水，浸泡 30 分钟；以小火熬煮成粥。早晚分食。

营养功效：

此粥适于因热盛津伤而致的口干、口腔溃疡的患者食用。

淡竹叶，味甘、淡，性寒，归心、肺、胃、膀胱经，具有清热除烦、利尿通淋等功效。湿热者慎服，体虚有寒者禁服。

通草，味甘、淡，性微寒，归肺、胃经，具有清热利水、下乳通窍等功效。其含有丰富的多糖，具有调节免疫力和抗氧化作用。

甘草，味甜，性平，归心、肺、脾、胃经，具有补脾益气、润肺止咳、清热解毒等功效。清热解毒宜生用。

绿豆，味甘，性凉，具有清热解毒的功效。现代药理学研究证实，绿豆还有抗菌、抑菌、降血脂等作用。

粳米，味甘，性平，可缓解心火上炎所致的口腔溃疡。

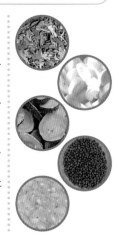

2

蜂蜜莲藕片

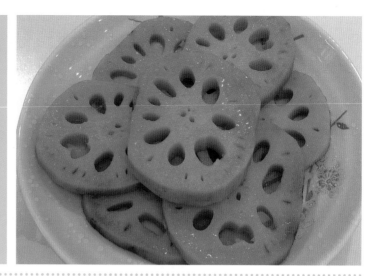

原料：

莲藕 500g，蜂蜜 50g。

功效：

清热凉血。

制法：

将莲藕洗净，一端切去蒂头，倒置，沥干水分；置蒸笼上，旺火蒸 40~50 分钟，取出，用冷水冲凉；刮去外皮，切成厚为 1 厘米的片，淋上蜂蜜即可。

营养功效：

此膳适于实热证之出血的患者食用。

莲藕，味甘、性寒，生食可清热凉血，用来治疗热证，适于口疮、鼻衄、咳血、尿血、便血者食用。老年人常吃藕，可调中开胃、益血补髓、安神健脑、延年益寿。

蜂蜜，味甘、性平，归脾、肺、心、胃、大肠经，具有温中润燥、补虚润肺、解毒、调和诸药等功效。蜂蜜中含有果糖、葡萄糖、酶、蛋白质、维生素及多种微量元素，对放疗、化疗患者大有裨益。糖尿病患者不宜服用。

3

乌梅生地绿豆糕

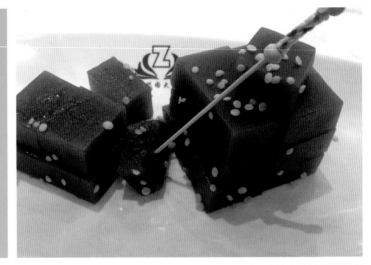

原料：

乌梅 50g，生地 30g，绿豆 500g，白糖、白芝麻少量。

功效：

滋阴清热，解毒敛疮。

制法：

将乌梅用沸水浸泡 3 分钟左右，去核，将乌梅肉切丁；生地切丁，与乌梅肉拌匀；绿豆用沸水烫后，漂去外皮，放在碗内，加清水，上蒸笼蒸 3 小时，除去水分后，筛成绿豆沙；将特制的木框放在案板上，衬以白纸 1 张，先放一半绿豆沙，铺均匀，再撒上乌梅、生地，再将其余的绿豆沙铺上，压实，最后将白糖、白芝麻撒在表面；蒸熟，将糕切成小块即可。

营养功效：

此膳适于因热盛津伤而致的口腔溃疡患者食用。

乌梅，味酸、涩，性平，归肝、脾、肺、大肠经，具有敛肺涩肠、生津、安蛔等功效。现代药理学研究证实，乌梅含多种有机酸，可改善患者肝功能。

生地，味甘、苦，性寒，归心、肝、肺经，具有清热凉血的功效，适于温热病热入营血、壮热神昏、口干舌绛者食用。

绿豆，味甘，性凉，具有清热解毒的功效。现代药理学研究证实，绿豆还有抗菌、抑菌、抗过敏等作用。

七、放射性肺炎的饮食调理

中医对放射性肺炎的认识

放射疗法作为恶性肿瘤的治疗手段之一，具有不可替代的作用。随着放射疗法的应用，伴随的放射性肺炎患者也日趋增多。放射性肺炎是由于肺癌、乳腺癌、食管癌、恶性淋巴瘤或其他纵隔、胸壁的恶性肿瘤经放射治疗后，肺部组织受到损伤而出现的炎症反应。

中医认为，放射性肺炎患者多由火热邪毒侵袭，热盛阴伤致肺热叶焦，症状表现为干咳少痰、咽干口燥、潮热盗汗、舌红苔少、脉细数等。其基本病机为本虚标实，阴伤气虚，血瘀热毒。放射性肺炎早可发生在放疗后的 1 个月，晚则多发生在放疗结束后 4~6 个月，通常多见于放疗后 1~2 个月，患者主要表现为刺激性咳嗽或咳少量痰，伴气急、胸闷和胸痛，不发热或低热，偶有高热。

放射性肺炎的饮食原则

1. 少食助湿生痰的食物

放射性肺炎患者多有乏力、气短、咳嗽无力等症状，芋艿、肥肉等食物易生痰湿，会加重患者的病情。

2. 避免食用辛辣刺激性食物

辣椒、葱、姜、胡椒等食物易刺激气道，会加重呼吸不畅、咳嗽咳痰等症状。

3. 忌油腻食物

忌大鱼大肉，忌烟酒。

放射性肺炎的饮食注意事项

饮食应清淡，应给予患者足够的热量和优质蛋白质，可多食牛奶、鸡蛋、豆制品、瘦肉等。此外，多食新鲜蔬菜、水果和高铁高钙食物，如动物内脏、蛋黄、虾皮、奶制品等。

推荐药膳

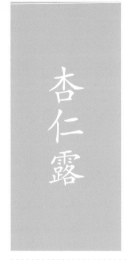

杏仁露

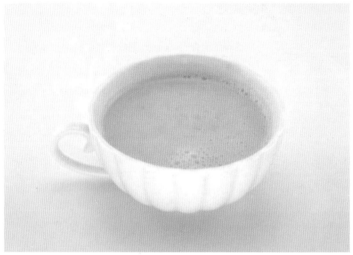

原料：
杏仁 15g，蜂蜜 1 茶匙。

功效：
宣肺平喘，养阴润肺。

制法：
杏仁 15g，捣烂，加水，滤汁，再加入蜂蜜 1 茶匙，用开水冲服。每日 2~3 次。

营养功效：

　　此膳适于气阴两虚之症见干咳少痰、气短乏力、大便干结的患者食用。

　　杏仁，含有生物活性物质——苦杏仁苷，有抗肿瘤、轻泻的作用，对兼有慢性便秘的肿瘤患者来说，效果显著。此外，它还含有丰富的不饱和脂肪酸和维生素 E 等抗氧化物质，具有抗衰老的作用。杏仁中还含有钙、磷、铁、胡萝卜素、抗坏血酸及苦杏仁苷等，具有镇咳平喘、润肠通便、消炎镇痛等作用。

　　蜂蜜，味甘、性平，归脾、肺、心、胃、大肠经，具有滋阴润燥、补虚润肺、解毒、调和诸药等功效。蜂蜜中含有果糖、葡萄糖、酶、蛋白质、维生素及多种微量元素，对放疗、化疗患者大有裨益。

2

川贝炖雪梨

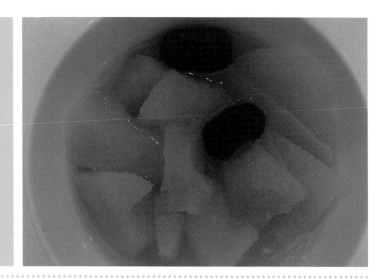

原料：

川贝母（研为细粉）9g，梨1个，大枣2枚，冰糖30g。

功效：

滋阴润肺，化痰止咳。

制法：

雪梨1个，削皮去核，加入川贝母（细粉）9g，冰糖30g，大枣2枚，隔水蒸熟食之。每日早晚各1个。

营养功效：

此膳适于肺阴虚之症见咽喉干痒痛、咳嗽咳痰、痰稠不易咳出、便秘、尿赤、纳差的患者食用。

川贝母，味甘、苦，性凉，入肺、胃经，具有润肺止咳、清热化痰、平喘等功效。现代药理学研究证实，川贝碱具有降压的作用。此外，川贝母还能抑制大肠杆菌及金黄色葡萄球菌。

梨，《本草纲目》中记载："梨者，利也，其性下行流利"，能治风热、润肺消痰、凉心降火、解毒。因其善滋阴润肺，故能有效缓解放射性肺炎患者出现的干咳等症状。

大枣，味甘，性温，具有益气补血、健脾和胃、祛风等功效，对治疗过敏性紫癜、贫血、高血压、急慢性肝炎等均有理想的效果。现代药理学研究证实，大枣中含有的三萜类化合物及环磷酸腺苷有较强的抑制肿瘤、抗过敏作用；其含有的黄酮类化合物具有镇静、降血压的作用。

3

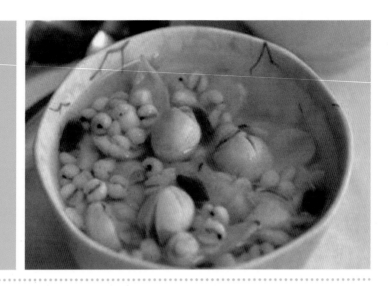

百合薏苡仁莲子汤

原料:

百合 30g，莲子 10g，薏苡仁 10g，冰糖或蜂蜜适量。

功效:

健脾益气，养心滋阴。

制法:

将莲子、薏苡仁洗净后，放入高压锅中，加水煮至气压阀喷气为止；待锅稍凉后，加入百合，不用气压阀，以小火煮 10~20 分钟即可；食用时加入适量冰糖或蜂蜜调味。

营养功效:

此汤适于心脾两虚之症见神疲乏力、咳嗽气短、纳差、心烦失眠、烦躁不安的患者食用。

百合，味甘，性寒，归心、肺经，具有养阴润肺、清心安神等功效。现代药理学研究证实，百合可提高人体免疫力。

莲子，味甘、涩，性平，入心、脾、肾经，具补脾止泻、益肾涩精、养心安神等功效，尤擅长补五脏之不足，通利十二经脉气血。中医常用其治疗夜寐多梦、失眠、健忘、心烦口渴、遗精、久痢等症。

薏苡仁，味甘、淡，性凉，归脾、胃肺、大肠经。现代药理学研究证实，其含有的微量元素硒能有效抑制肿瘤细胞增殖。

八、放射性肠炎的饮食调理

中医对放射性肠炎的认识

放射性肠炎是腹腔、盆腔恶性肿瘤患者接受放射治疗后引起的小肠和大肠的肠壁炎症性疾病，为放射疗法治疗盆腔、腹腔或腹膜后恶性肿瘤的常见并发症，常累及小肠、结肠、直肠。放射性肠炎分急性和慢性两种，急性一般发生在照射期，慢性发生在放疗后 6 个月至 2 年，主要症状为腹痛、腹泻、里急后重、轻者排黏液便，重者排脓血便。

放射性肠炎属中医"泄泻""痢疾""肠风""脏毒"等范畴，其病机属本虚标实、虚实夹杂。患者既存在正气亏虚之本，又有阴虚热毒之标；既有瘀毒互结之实性包块，又有外邪放射线"热毒"的侵袭，故患者有脾胃亏虚、水湿不化、气阴不足、瘀毒互结、湿热结聚的症状表现。主要症状有腹痛、腹泻、乏力、大便次数增多、便质稀溏、完谷不化、肛门下坠或下注赤白黏液、肛门灼热、里急后重、便带鲜血。

放射性肠炎的饮食原则

1. 多吃蔬菜，适当补充维生素 C

肿瘤患者可选择性地多食维生素 C 含量高的蔬菜，如大白菜、花椰菜、西蓝花等。

2. 少吃多餐，不吃寒凉食物，以免引起胃肠不适

寒凉食物主要有苦瓜、番茄、茭白、荸荠、菱角、百合、藕、山慈姑、空心菜、蒲公英、败酱草、鱼腥草、马齿苋、黑鱼、河蟹、泥螺、蛏子、海蜇、海带、紫菜、河蚌、蛤蜊、牛奶、豆豉、桑葚、甘蔗、梨、西瓜等。

3. 忌食各类刺激性食物

过硬、过烫、过冷、过辣、过黏或油炸、腌制类食物易刺激胃黏膜，引起出血而加重病情，因此，肿瘤患者应忌食此类食物。

4.忌暴饮暴食

暴饮暴食可加重胃肠负担，引起其他并发症，因此，忌暴饮暴食。进食时，要做到细嚼慢咽，这样才能减轻胃肠的负担。

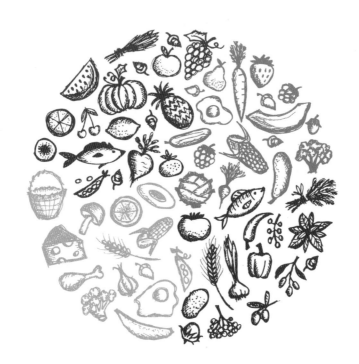

推荐药膳

1

佛手扁豆薏苡仁粥

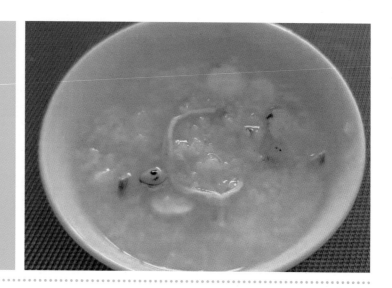

原料：

佛手 10g，白扁豆 30g，薏苡仁 30g，山药 30g，粳米 150g，猪肚汤适量。

功效：

清热泻火，和胃止痛。

制法：

将佛手以水煎煮后，去渣取汁，加入白扁豆、薏苡仁、山药、粳米，再加入适量猪肚汤，共煮为粥。

营养功效：

此粥适于症见胃脘灼热疼痛、口干口苦的患者食用。

佛手，味甘，性温，入肝、脾、胃三经，有理气化痰、健脾止呕等功效。

白扁豆，味甘，性微温，归脾、胃经，具有健脾化湿、和中消暑等功效。现代药理学研究证实，白扁豆能够促进淋巴细胞转化，抑制肿瘤细胞生长。

薏苡仁，味甘、淡，性凉，归脾、胃、肺、大肠经。其含有的微量元素硒能有效抑制肿瘤细胞的增殖。

山药，味甘，性平，对放疗、化疗后出现胃肠功能减退的肿瘤患者有平补脾气的作用。

猪肚，味甘，性平，具有补虚损、健脾胃等功效。

粳米，味甘，性平，归脾、胃、肺经，可补气健脾、除烦止渴、止泻痢。

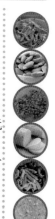

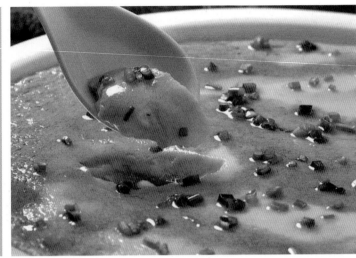

鸡蛋炖三七

2

原料：

三七（研为细粉）2g，鸡蛋1个，蜂蜜30ml。

功效：

疏肝理气，和胃健脾。

制法：

将鸡蛋打入碗中搅散，加入三七粉拌匀，隔水用小火炖熟，再加入蜂蜜调匀即可。

营养功效：

此膳适于肝郁脾虚之症见上腹疼痛、呕吐、恶心、嗳气的患者食用。

三七，味甘、微苦，性温，归肝、胃经，具有散瘀止血、消肿定痛等功效。现代药理学研究证实，三七皂苷和三七多糖能增强人体免疫力，对治疗肿瘤有一定的辅助作用。三七总皂苷可显著提高小鼠巨噬细胞的吞噬率和吞噬指数，以及外周血白细胞总数；三七皂苷、β-榄香烯、微量元素硒等具有抗肿瘤活性。

鸡蛋，味甘，性平，归肺、脾、胃经，具有滋阴润燥、养血安胎等功效。

蜂蜜，味甘，性平，归脾、肺、心、胃、大肠经，具有滋阴润燥、补虚润肺、解毒、调和诸药等功效。蜂蜜中含有果糖、葡萄糖、酶、蛋白质、维生素及多种微量元素，对放疗、化疗患者大有裨益。